TECHNIQUE CHIRURGICALE

Découverte

des

Vaisseaux profonds

Voies d'accès larges

PAR

J. FIOLLE et J. DELMAS

Préface de M. Pierre DUVAL

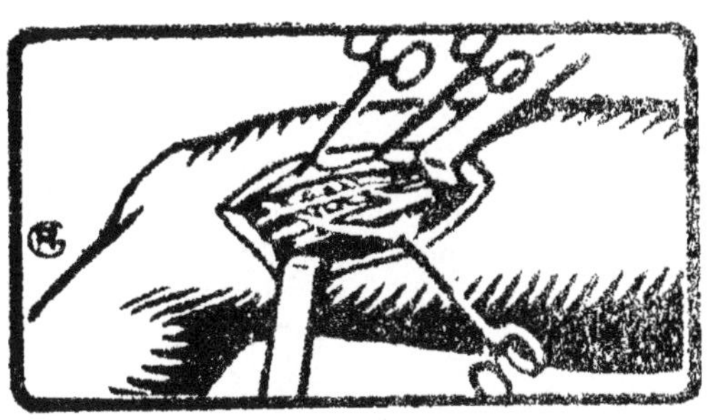

Dessins de H. BEAUFOUR

son et Cie   Paris

DÉCOUVERTE
DES
VAISSEAUX PROFONDS
PAR DES
VOIES D'ACCÈS LARGES

TECHNIQUE CHIRURGICALE

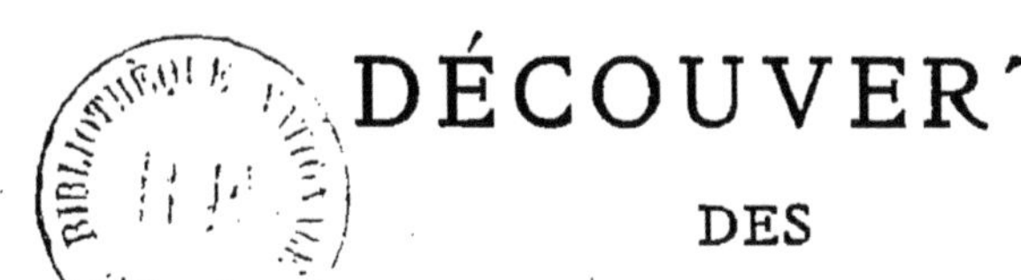

DÉCOUVERTE DES VAISSEAUX PROFONDS PAR DES VOIES D'ACCÈS LARGES

PAR

J. FIOLLE et J. DELMAS
Chirurgiens à l'Automobile chirurgicale 21

Préface de M. Pierre DUVAL

Dessins de H. BEAUFOUR

MASSON ET CIE, ÉDITEURS
LIBRAIRES DE L'ACADÉMIE DE MÉDECINE
120, BOULEVARD SAINT-GERMAIN, PARIS VIe
1917

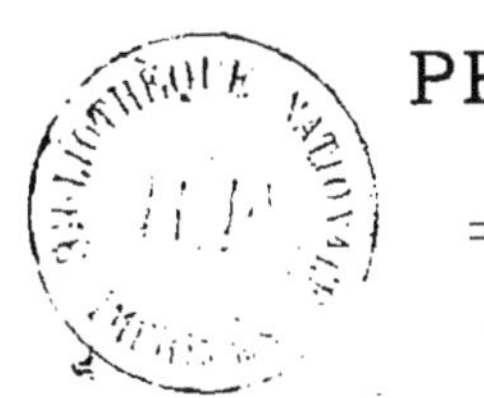

PRÉFACE

MM. Fiolle et Delmas présentent une étude sur l'exposition large des vaisseaux profonds.

C'est une œuvre née de l'expérience qu'ils ont acquise aux Armées, mais ce n'est pas un livre de chirurgie militaire.

Il peut être considéré comme le premier chapitre de la chirurgie moderne des vaisseaux.

Dans leur préambule ils se défendent de la ridicule prétention qu'on pourrait leur prêter de vouloir modifier les procédés classiques des ligatures artérielles. Avec quelle juste raison !

Le livre admirable de Farabeuf « chef-d'œuvre définitif », disent-ils, a réglé la ligature du vaisseau sain dans des tissus sains.

Ses procédés, sa technique, resteront toujours les méthodes de choix pour la découverte d'un vaisseau donné, pour la ligature hémostatique préalable au premier temps d'une intervention quelconque, pour la ligature définitive dans la cure indirecte d'un anévrysme artériel....

Mais les plaies de guerre ont démontré la nécessité d'une chirurgie vasculaire nouvelle.

Avec quelle précise expérience les auteurs décrivent l'intervention pour une plaie vasculaire de guerre. Le membre est infiltré de sang; impossible de savoir quel rameau a été lésé. Souvent la situation est périlleuse, l'hémorragie a été grave, un garrot l'a arrêtée. Avec les méthodes classiques, quelle incision choisir qui risque de ne pas conduire sur le vaisseau lésé, ou, si la plaie a intéressé deux troncs vasculaires, vous en laisse un fatalement inexploré?

Avec quelle expérience ils montrent le chirurgien arrivé sur la région qui saigne, mais ne voyant rien.

Une, deux, plusieurs pinces sont mises au hasard, et l'hémorragie continue. Avec un certain énervement une pince est mise en bloc; victoire, le sang ne coule plus, mais la pince aveugle a pris tout à la fois et le vaisseau qui saigne et toujours celui qui, accolé, peut ne pas avoir été touché, parfois aussi un nerf qui souffrira longuement de cette attrition, même passagère. La victoire est achetée trop cher.

La scrupuleuse conscience de Delmas et Fiolle les a incités à chercher des méthodes qui, par une vue large sur les vaisseaux profonds des membres. permettent l'examen direct des paquets vasculaires sur une grande longueur, la vue nette de tous les vaisseaux qui dans une seule région peuvent être ensemble ou séparément lésés par une plaie de guerre.

Leurs procédés pour la fesse, pour la loge postérieure de la jambe sont typiques.

Il leur sera certes reproché et la longueur des incisions, et la section de certains muscles. Dans la chirurgie de guerre à l'heure actuelle la reconstitution immédiate de tous les plans anatomiques sectionnés par la plaie ou l'intervention est la méthode de choix, il convient de ne pas l'oublier.

Delmas et Fiolle présentent leurs procédés pour la chirurgie de guerre. Je les ai vus les employer. Je m'en suis servi moi-même; ils sont parfaits, rapides, et permettent une chirurgie vasculaire précise, de qui l'on peut dire qu'elle n'ajoute rien à la gravité de la plaie vasculaire.

Mais cette découverte large des vaisseaux profonds, ne s'applique pas seulement à la chirurgie de guerre.

La chirurgie vasculaire moderne exige des procédés nouveaux, des voies d'accès larges qui facilitent sur le vaisseau toutes autres manœuvres que le simple passage d'un fil sur un demi-centimètre d'artère soigneusement isolé.

Les procédés que Delmas et Fiolle décrivent, sont, par l'exposition large des vaisseaux profonds, à la base de toute la chirurgie vasculaire actuelle.

Les méthodes classiques de ligature resteront toujours et l'apprentissage nécessaire de tout élève en chirurgie et les procédés de choix pour les ligatures simples des vaisseaux.

La chirurgie vasculaire nécessite des voies plus larges; la chirurgie de guerre, par ses impérieuses nécessités, a fait naître l'occasion de les décrire.

L'œuvre de Delmas et Fiolle est donc d'une complète actualité. Elle est née à l'Ambulance chirurgicale automobile, n° 21; l'illustration même y a trouvé, en Beaufour, un remarquable interprète.

Mes collaborateurs me font l'honneur de m'en demander la préface.

J'ai été un des derniers élèves de Farabeuf. Mon vieux maître vénéré ne m'en voudrait certes pas de sacrifier aux exigences de la chirurgie vasculaire nouvelle, en présentant comme complément à son impérissable monument de médecine opératoire, un travail sur la découverte large des vaisseaux profonds nécessitée par la chirurgie de guerre.

PIERRE DUVAL

Médecin-chef de l'A. C. A. 21.

Aux armées, octobre 1917.

I

PRINCIPES GÉNÉRAUX DE L'EXPOSITION LARGE DES VAISSEAUX PROFONDS

PRINCIPES GÉNÉRAUX DE L'EXPOSITION LARGE DES VAISSEAUX PROFONDS

Nous ne nous proposons pas, dans ce travail, de régler des exercices de médecine opératoire, mais de décrire des voies d'accès chirurgicales sur les vaisseaux lésés.

Il n'est pas douteux que certaines opérations simples, telles que les LIGATURES artérielles en zone saine, doivent être exécutées selon les principes enseignés à l'amphithéâtre : c'est ainsi que si l'on veut lier une carotide en cas de cancer lingual, il n'y a qu'à se rapporter à l'admirable livre de M. Farabeuf, chef-d'œuvre définitif, auquel on ne pourra jamais rien ajouter. Et disons tout de suite, pour éviter toute équivoque, que nous n'avons jamais eu la ridicule prétention de modifier les procédés du maître incontesté de la médecine opératoire, dans les cas pour lesquels ces procédés ont été établis.

Mais la chirurgie actuelle a des exigences nouvelles; on ne se contente plus aujourd'hui de lier une artère au-dessus d'un anévrysme, on extirpe la poche elle-même; on ne serre pas toujours dans un fil un tronc blessé, il arrive qu'on soit amené à le suturer; il arrive aussi que l'on résèque un segment thrombosé : Autant d'opérations qui nécessitent une *exposition plus large que celle exigée par la ligature.*

La guerre, en outre, a fourni aux chirurgiens l'occasion

d'intervenir sur un nombre considérable de vaisseaux lésés. Et les opérations pratiquées soit pour guérir des hématomes diffus, soit pour poser de simples ligatures non plus en zone saine mais dans le foyer traumatique même, ont été jugées infiniment plus complexes que les manœuvres exécutées jadis sur des portions non altérées des vaisseaux. Il y a à cela plusieurs raisons. Voici les principales :

1° Lorsqu'un tronc profond est, sur le vivant, le siège d'une plaie, sa découverte simple est souvent malaisée et périlleuse; ses tuniques sont infiltrées et se prêtent mal à la dissection, on n'arrive que péniblement à le dégager de ce qui l'entoure; et d'autre part il est nécessaire, pour ne pas compromettre la vitalité des territoires correspondants, de placer très près de la plaie les ligatures. Et il est nécessaire surtout d'y voir clair au-dessus et au-dessous de la lésion, pour ne pas risquer, faute de jour, de perdre le blessé sur la table d'opérations, par hémorragie.

Car voici ce qui se produit trop souvent : le chirurgien, ayant diagnostiqué ou seulement soupçonné la lésion vasculaire, commence l'opération par les données classiques, et va directement à la plaie du tronc intéressé, en incisant à travers des interstices étroits. Mais tout à coup, soit qu'il ait ouvert un anévrysme diffus, soit qu'il ait mobilisé un caillot obturant, le sang jaillit, et l'opérateur ne distingue plus rien dans la plaie. S'il manque de sang-froid, il pince au hasard muscles, nerfs, ou rien du tout, et le blessé court les plus terribles risques. S'il a du calme, de l'imagination et de l'esprit d'à-propos, il se donne de la lumière, mais il se la donne comme il peut; pour sauver la vie de l'opéré, il n'hésite pas à couper en travers tel muscle important, il détruit telle portion du squelette; il va au hasard, car une opération réglée et logique ne se crée pas de toutes pièces en quelques secondes, et l'improvisation la plus heureuse n'est encore que de l'improvisation. D'instinct, par conséquent, le chirurgien a cherché à réaliser l'exposition large du vaisseau, mais il l'a réalisée d'une façon défectueuse, et quelquefois trop tardive.

La chirurgie moderne répugne aux manœuvres aveugles ; elle exige un contrôle constant de la vue, et tend de plus en plus à se faire *à ciel ouvert*. Pourquoi donc faut-il que ce soient les organes dont les lésions peuvent être suivies des incidents les plus dramatiques que l'on s'obstine à ne pas exposer largement? Il est logique d'isoler et d'examiner soigneusement un rein avant de l'inciser ou de l'extirper, de circonscrire une tumeur avant d'en faire l'ablation. Mais n'est-il pas plus logique encore d'isoler et d'examiner une carotide primitive, un tronc tibio-péronier, avant de pratiquer sur eux une opération? N'est-il pas plus prudent surtout de *commencer l'opération d'une façon telle que l'on ait des chances, en cas d'hémorragie grave, de parer à toute éventualité?*

L'exposition large des vaisseaux fait gagner du temps dans presque tous les cas, comme toutes les précautions méthodiques d'usage courant en chirurgie abdominale, thoracique, crânienne.... On ne regrettera jamais d'avoir consacré quelques minutes (si tant est que cela se produise) à l'établissement préalable d'une voie d'accès suffisante, car ces quelques minutes sont récupérées par le reste de l'opération, rendue plus facile, plus rapide, plus bénigne.

2° Une autre nécessité impérieuse dans les traumatismes vasculaires est *l'exposition simultanée de tous les paquets vasculaires d'une région* : lorsque plusieurs troncs importants cheminent à faible distance l'un de l'autre, il n'est souvent pas possible de savoir cliniquement lequel est lésé : combien de fois, devant un mollet distendu par le sang, d'un avant-bras traversé à son tiers supérieur, d'un hématome de la fesse, nous sommes-nous demandé s'il s'agissait d'une tibiale posté rieure ou d'une péronière, d'une radiale ou d'une cubitale, d'une ischiatique, d'une honteuse interne ou d'une fessière ?

Intervenir au petit bonheur sur un seul de ces vaisseaux par les incisions classiques limitées, c'est risquer de faire une opération inutile et qu'il faudra recommencer à côté. Au contraire, l'exposition large et simultanée des divers paquets artériels et veineux d'une région supprime toute cause d'erreur ou d'hésitation, et permet d'exécuter l'opération nécessaire et rien que l'opération nécessaire.

Inversement, avant d'avoir renoncé aux incisions étroites nous avons parfois commis la faute de comprendre dans une ligature des vaisseaux que le traumatisme n'avait pas atteints : cela s'est produit surtout pour les hémorragies profondes de la jambe; avec des difficultés de toutes sortes, nous arrivions à apercevoir, très loin, au milieu de débris fibreux et musculaires, le point du paquet vasculaire qui saignait; l'opération avait duré longtemps déjà ; et quoique le sang ne coulât, par exemple, que d'une veine, nous étions trop heureux de passer un fil qui serrât le tout; et nous aurions quelque raison d'être honteux d'une pareille bévue, si nous ne l'avions vue commettre par les chirurgiens les plus qualifiés. Elle ne se reproduira plus lorsqu'on exposera les vaisseaux.

Un des grands avantages de l'exposition large est en effet de rendre possible la dissection d'un pédicule et la *ligature isolée* de la veine ou de l'artère qui saigne.

3° Un traumatisme qui porte sur une région vasculaire n'atteint généralement pas que des vaisseaux; à côté des artères et des veines, cheminent *des nerfs ou des plexus ner-*

veux dont les lésions sont parfois aussi importantes que les lésions vasculaires.

Ces nerfs, il faut de toute nécessité les voir, jusqu'à la limite du foyer d'attrition ; il faut les voir d'abord parce qu'ils peuvent être blessés par l'agent vulnérant; il faut les voir aussi pour éviter de les léser au cours de manœuvres que l'on exécute dans des régions défigurées et privées de leur souplesse normale par l'infiltration œdémateuse et sanguine ou par l'infection.

Il suffit, par exemple, d'avoir regardé dans les ambulances du front, les opérateurs les plus habiles lutter avec une hémorragie de la sous-clavière, pour comprendre que l'incision au-dessus de la clavicule ne permet pas, dans la très grande majorité des cas, de traiter complètement la plaie qui a atteint les vaisseaux.

***

En quoi donc les techniques que nous allons exposer diffèrent-elles des méthodes anciennes?

Les méthodes anciennes utilisent presque exclusivement, comme voies d'accès, les interstices et les sillons naturels. A peine admettent-elles, pour la ligature des vaisseaux postérieurs de la jambe, la section des fibres du soléaire.

Les techniques qui suivent sont *beaucoup plus larges*.

La chirurgie moderne a le droit d'être quelque peu hardie; elle n'hésite plus à sectionner tel élément anatomique, *parce qu'elle est sûre de pouvoir ensuite le réparer*.

Nous nous défendons, bien entendu, de négliger l'anatomie, de méconnaître la présence des muscles ou du squelette, et de passer sans raisons sérieuses à travers tous les obstacles;

chaque fois que nous le pouvons, nous évitons de couper; si nous coupons, c'est aux points où la reconstitution sera le plus facile et où la section ne supprimera — s'il s'agit d'un muscle, par exemple — que le minimum de filets nerveux. Et encore ne nous décidons-nous à le faire que lorsque, la situation étant grave du fait de la lésion vasculaire, il faut, de deux maux, choisir le moindre. C'est ainsi que la section de la clavicule est un ennui sérieux; mais quel rapport y a-t-il entre cet inconvénient et les dangers immenses que fait courir à un opéré l'hémorragie de troncs sous-claviers blessés?

L'anatomie, en somme, doit continuer à être le guide constant, mais ne doit pas accumuler devant le chirurgien des barrières infranchissables. Nous croyons d'ailleurs que la pratique de guerre aura contribué puissamment à transformer la chirurgie d'abord des vaisseaux. Déjà, en présence des circonstances graves qui nécessitent si souvent leur intervention, les opérateurs n'hésitent plus à se donner du jour, mais ils le font au hasard, n'importe comment, sans procédés réglés d'avance, et lorsque les circonstances les acculent à cette nécessité.

Notre but est simplement de tenter, pour quelques-uns des troncs profonds, les plus difficiles à atteindre, une mise au point logique de la technique opératoire large.

Ces descriptions s'adressent donc surtout aux chirurgiens qui sont aux prises avec les problèmes journaliers de la pratique.

Loin de rechercher complaisamment la difficulté, nous avons essayé de simplifier et de rendre plus faciles des interventions dont dépend la vie des blessés.

Remarquons cependant que les procédés que nous allons

décrire se divisent en deux groupes : les uns, concernant surtout les membres et la racine des membres, sont d'exécution relativement aisée et trouvent à chaque instant des applications; les autres (exposition des vaisseaux émergeant de la crosse aortique par exemple), sont d'exécution délicate, répondent à un nombre de cas restreint, et doivent être réservés à des opérateurs rompus à toutes les difficultés de la chirurgie vasculaire.

II

VAISSEAUX JAMBIERS POSTÉRIEURS AU NIVEAU DU MOLLET

VAISSEAUX JAMBIERS POSTÉRIEURS AU NIVEAU DU MOLLET

(Tibiale postérieure, péronière et interosseuse).

CONSIDÉRATIONS GÉNÉRALES

C'EST presque toujours POUR LES LIER qu'on découvre les vaisseaux tibiaux postérieurs et péroniers. Les deux artères sont de trop petit calibre pour légitimer une suture. Mais toute opération sur ces vaisseaux, même une simple ligature, est difficile sur le vivant. Il y a à cela plusieurs raisons :

1° Les vaisseaux sont PROFONDÉMENT SITUÉS dans les masses musculaires de la jambe; les incisions classiques, même allongées notablement, ne permettent pas d'avoir sur le tronc découvert une vue large : au fond de la brèche musculaire, on n'arrive à en apercevoir qu'un court segment.

2° Dans la méthode classique (incision interne pour la tibiale postérieure, externe pour la péronière), on récline le jumeau correspondant, ce qui est très simple, mais il faut ensuite TRAVERSER LE SOLÉAIRE : c'est le temps difficile, parce qu'on ne sait jamais si l'on va arriver sur l'interstice; le muscle saigne, on voit mal l'aponévrose intramusculaire, point de repère, et il est rare qu'on ne perde pas de temps dans cette traversée.

5° Lorsqu'il s'agit d'une plaie, cette plaie affecte souvent la forme d'une déchirure allongée et difficile à aveugler; ou bien encore il y a *plusieurs vaisseaux atteints*. En fait, il est exceptionnel de voir un opérateur pincer et lier tranquillement son vaisseau; le temps d'efforts et de vaines tentatives est plus ou moins prolongé selon l'adresse du chirurgien, mais la règle, c'est l'opération d'une demi-heure ou d'une heure, alors qu'on croyait en avoir pour dix minutes. Et, chose plus grave encore, il arrive que l'opérateur pince au hasard ce qui se présente, artères ou veines indemnes, ou même nerf tibial. Tout cela, parce que les vaisseaux ne sont pas assez largement exposés.

B. — Il est extrêmement avantageux d'avoir une vue d'ensemble sur les deux paquets vasculaires. Voici un mollet distendu par le sang; vous pensez qu'il s'agit de la tibiale, et vous incisez en dedans; puis, après avoir inutilement peiné, vous vous apercevez que la tibiale est indemne, que c'est la péronière qui saigne, et qu'il faut recommencer en dehors....

En chirurgie de guerre surtout, on a pu constater combien la localisation de la plaie était difficile : d'autant que les blessures simultanées des deux paquets vasculaires sont loin d'être l'exception. Et de plus, un hématome profond du mollet est toujours une lésion très grave.

C. — L'opération sur le vivant doit éviter ces difficultés; elle doit donner accès sur les deux paquets vasculaires à la fois; elle doit les exposer largement; elle doit permettre à l'opérateur de ne pas être arrêté par la traversée du soléaire; elle doit permettre de lier le vaisseau en amont de la lésion si le pincement direct des bouts est impossible (cas très exceptionnel).

TECHNIQUE OPÉRATOIRE

Le blessé, anesthésié, est couché sur le ventre; le pied, reposant sur la table par sa face dorsale, se trouve spontanément étendu sur la jambe, position qui relâche le triceps.

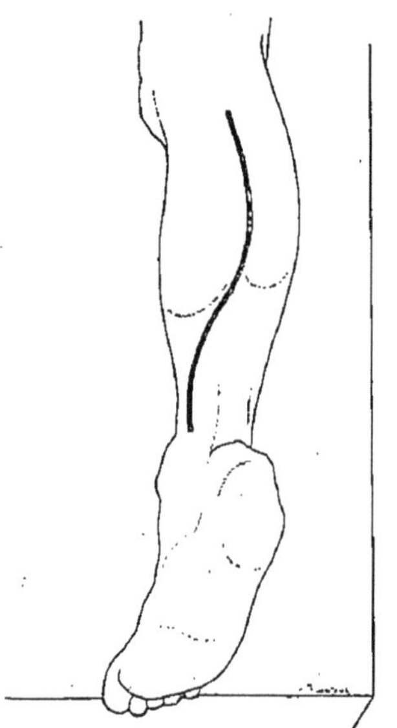

Fig. 1. — *Position du membre et tracé de l'incision.*

Placez-vous au pied de la table, de façon à voir longitudinalement la jambe à opérer.

1° **Incision cutanée.** — L'incision commence à deux travers de doigts au-dessous du pli de flexion du genou, entre les deux jumeaux, c'est-à-dire à 1 centimètre en dedans de la ligne médiane; elle descend d'abord verticalement entre les deux jumeaux, s'infléchit légèrement en dedans pour embrasser dans sa concavité la saillie du jumeau interne, et atteint le bord interne du tendon d'Achille, qu'elle suit jusqu'à 2 centimètres au-dessus de sa terminaison, à égale distance du tendon et de la malléole interne.

Ne pas craindre d'inciser en dedans de la ligne médiane et de porter en avant la partie terminale de l'incision; on a

---

EXPLICATION DE LA FIGURE 2

Découverte de l'espace celluleux pré-soléaire, *par l'index gauche poussé en avant du tendon d'Achille, puis remontant en avant du soléaire.*

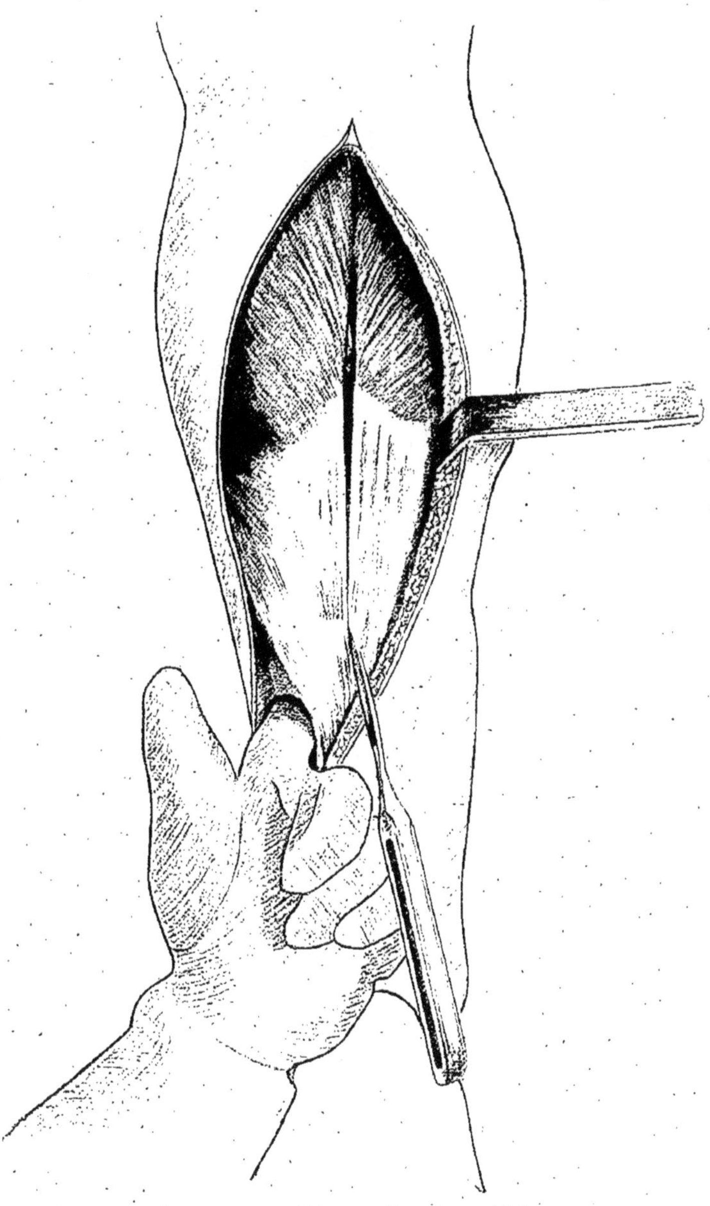

Fig. 2. — Traversée du soléaire.

toujours tendance à rester trop en dehors et trop en arrière (fig. 1).

L'incision est énorme (30 centimètres environ); elle parcourt presque toute la jambe. Cela importe peu, la réparation sera très facile.

La veine et le nerf saphène externes sont découverts par l'incision. On les dégage rapidement et on les récline en dehors. Le nerf, situé entre les deux jumeaux, est un excellent point de repère pour indiquer leur interstice.

2° **Découverte préalable de l'espace celluleux présoléaire.** — Par un moyen très simple nous avons évité toute hésitation dans la traversée du soléaire : il consiste à découvrir préalablement l'espace celluleux qui le sépare des muscles profonds. Pour cela, allez à l'extrémité inférieure de l'incision, et coupez l'aponévrose superficielle, sur le bord interne du tendon d'Achille, parallèlement à lui; puis, introduisez l'index par la boutonnière, et poussez-le en avant du tendon; le tendon, devant lequel se trouve du tissu cellulaire très lâche, se laisse aisément décoller; poussez maintenant votre index de bas en haut; il ne rencontre aucune résistance et arrive en avant du soléaire : vous êtes dans l'espace celluleux cherché. Cette manœuvre simple a duré quelques secondes (fig. 2).

3° **Section des muscles.** — Votre doigt, maintenu dans l'espace décollable, va vous servir de point de repère pour couper les muscles; séparez rapidement les jumeaux, puis incisez verticalement le soléaire sur son milieu, sans vous

---

EXPLICATION DE LA FIGURE 3

Exposition des vaisseaux et du nerf. — *Les jumeaux ont été séparés, le soléaire fendu sur la ligne médiane.*

On aperçoit sous une lame cellulaire : le nerf tibial postérieur, les vaisseaux péroniers en dehors de lui, les vaisseaux tibiaux postérieurs en dedans.

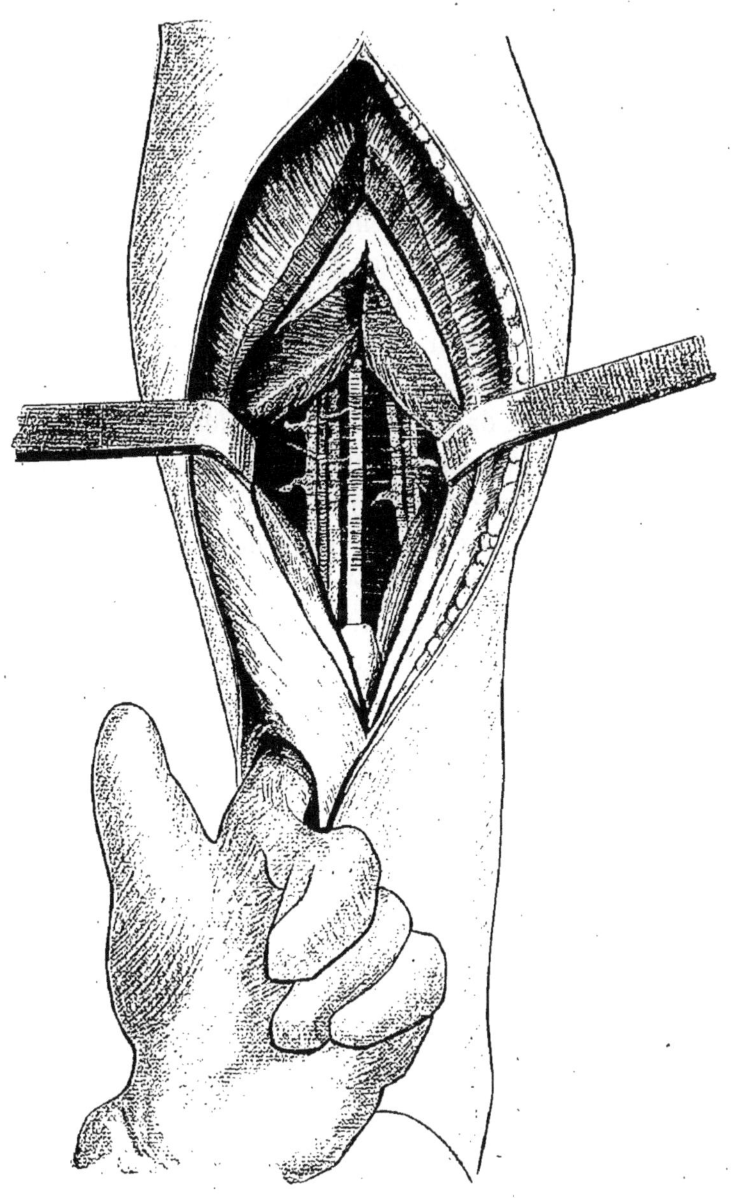

Fig. 3. — Exposition des vaisseaux et du nerf.

préoccuper de tout autre guide que votre index, qui vous donne une sécurité absolue: dès que vous l'avez atteint, vous avez dans le soléaire une boutonnière que vous agrandirez en haut et en bas à volonté; ne craignez pas d'ouvrir très largement, mais en vous tenant bien au milieu du soléaire, et du tendon, de façon à ne les fendre que dans le sens des fibres : car une section oblique ne séparerait pas ces fibres, mais les couperait fâcheusement (fig. 2).

A ce moment, votre tendon d'Achille fendu est divisé en deux faisceaux, l'un externe, l'autre interne, (ce dernier soulevé par l'index introduit dans l'espace pré-soléaire), et répondant chacun à une des masses musculaires. Retirez l'index qui n'est plus utile comme repéreur. Écartez les deux masses musculaires interne et externe, et regardez au fond de la plaie : sous une mince lame aponévrotique vous apercevez d'abord le nerf tibial postérieur, très blanc et très volumineux; puis, en dedans, presque contre lui, les vaisseaux tibiaux postérieurs; en dehors, enfin, à un centimètre et demi du nerf environ, les vaisseaux péroniers (fig. 3).

4° **Exposition des vaisseaux.** — Pour les exposer commodément, servez-vous de larges écarteurs; un petit écarteur abdominal peut être placé avec avantage. Il est ainsi très facile de voir la tibiale postérieure sur une hauteur de *huit ou dix centimètres*, ce qui évite, on le conçoit, les difficultés opératoires de la découverte classique. Non seulement vous pourrez faire rapidement une ligature, par exemple, mais il vous sera facile de disséquer chaque vaisseau, de voir exactement ce qui saigne, et de ne lier, suivant le cas, que l'artère ou l'une de ses veines correspondantes.

Ne négligez pas, en cas de blessure, d'examiner les deux paquets vasculaires; la tibiale liée, voyez si la péronière n'est pas atteinte, voyez aussi s'il n'y a pas de lésion du nerf. Cet examen, grâce à l'incision médiane, est possible et même facile.

5° **Reconstitution anatomique.** — La reconstition anatomique est fort simple, puisque vous n'avez traversé que des muscles, dans le sens de leurs fibres. Vous avez à rapprocher simplement les larges tranches musculaires externe et interne; placez pour cela quelques fils de catgut transversaux peu serrés, prenant toute l'épaisseur des tranches; et complétez la fermeture en suturant l'aponévrose postérieure, qui bâille par places.

Il y a souvent avantage, surtout en chirurgie de guerre, à drainer largement; il suffit pour cela de laisser la brèche plus ou moins ouverte, suivant les cas. On peut aussi introduire un drain inférieur sous la partie interne du tendon d'Achille, c'est-à-dire dans le tunnel créé par l'index lors de la recherche de l'espace pré-soléaire.

VARIANTES OPÉRATOIRES

Certaines circonstances peuvent amener à modifier légèrement la voie d'accès (siège et forme de la plaie, certitude que la péronière seule est lésée, etc.)

La manœuvre décrite sur le bord interne du tendon d'Achille peut être exécutée sur son *bord externe*. Mais, tandis que la première donne une grande facilité d'accès sur les deux paquets vasculaires, la seconde expose mal la tibiale et convient surtout à la péronière.

De même, l'incision est prolongée un peu plus haut ou un peu plus bas, selon le siège et la nature de la lésion.

Enfin, on peut substituer à l'incision ci-dessus décrite *deux incisions rectilignes* : l'une parcourt longitudinalement le milieu de la face postérieure de la jambe; l'autre, plus bas et plus en avant, longe le bord interne du tendon d'Achille. Ce sont, en somme, les mêmes lignes que dans le procédé décrit, mais sans le trait oblique qui les raccorde. Cette dernière technique est un peu plus longue, mais elle a l'avantage de ne pas dénuder du tout l'aponévrose postérieure du soléaire et du tendon d'Achille.

III

VAISSEAUX JAMBIERS ANTÉRIEURS
DANS
LA MOITIÉ SUPÉRIEURE DE LA JAMBE

VAISSEAUX JAMBIERS ANTÉRIEURS
DANS
LA MOITIÉ SUPÉRIEURE DE LA JAMBE

CONSIDÉRATIONS GÉNÉRALES

Il n'y aurait pas lieu de décrire une voie d'accès large sur les vaisseaux antérieurs à la partie supérieure de la jambe, si l'on ne voyait trop souvent les chirurgiens perdre du temps à chercher le fameux interstice qui sépare le jambier antérieur de l'extenseur commun.

Est-ce à dire que cette difficulté soit bien grande? Non pas. Mais il est tout au moins inutile de lutter contre un obstacle quand on peut aisément le tourner. Or, rien n'est plus facile ici : il suffit d'aller chercher l'*espace décollable*, au fond duquel se trouvent les vaisseaux; cet espace se trouve un *peu plus bas*, au point où le jambier antérieur et l'extenseur commun ne sont plus adhérents l'un à l'autre, et se séparent assez pour qu'on puisse trouver d'emblée leur interstice.

D'instinct, beaucoup de chirurgiens, en présence d'une hémorragie, agrandissent leur incision vers le bas et entrent ainsi d'emblée dans l'interstice; le procédé que nous allons décrire a été employé sûrement des centaines de fois, sans même que les opérateurs songeassent à y voir la moindre innovation, tant la chose leur paraissait naturelle.

En dehors de la facilité plus grande de découverte, l'incision prolongée vers le bas a l'avantage d'exposer sur une longueur appréciable les vaisseaux, assez profonds à ce niveau, et de permettre un écartement plus grand des extenseurs en dehors ; en chirurgie de guerre surtout, cela est nécessaire, car il est bien difficile de déterminer d'avance, dans la plupart des cas, le niveau exact d'une blessure des vaisseaux tibiaux. Il nous est arrivé, en outre, de saisir l'artère dans les mors d'une pince, alors qu'une des deux veines était seule lésée, et cette faute a été commise parce que l'incision, de dimensions classiques, était insuffisante, et ne permettait pas de voir et de disséquer tout le paquet vasculaire avant de le saisir au fond de la plaie.

TECHNIQUE OPÉRATOIRE

Reconnaissez par la palpation la tête du péroné et la dépression qui se trouve devant elle; palpez, au tiers moyen, la face antérieure de la jambe; la crête du tibia étant repérée, portez les doigts un peu en dehors; vous sentirez une corde épaisse, formée par la masse, déjà isolée à ce niveau, du jambier antérieur; en dehors d'elle encore, une dépression qui la sépare d'une autre corde formée par l'extenseur commun.

1° **Incision cutanée.** — L'incision commence dans la dépression pré-péronière, et descend, très légèrement oblique, en bas et en dedans, se rapprochant insensiblement de la crête du tibia et venant suivre la dépression comprise entre le jambier antérieur et les extenseurs (fig. 4).

L'incision descend jusqu'au milieu de la jambe, ou même encore deux centimètres plus bas; sa longueur moyenne est de 14 centimètres; mais cette longueur doit varier selon les sujets, car la séparation entre les muscles se fait à une hauteur qui n'est pas toujours la même. Une fois donc la peau incisée, palpez les muscles, et continuez votre incision cutanée eu bas jusqu'à ce que votre doigt reconnaisse la dépression intermusculaire d'une façon nette.

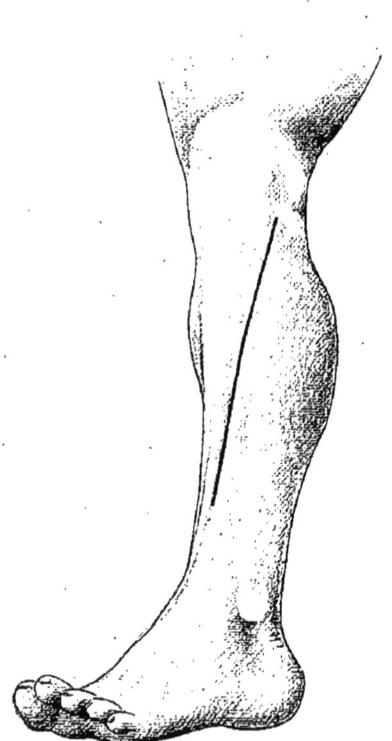

Fig. 4. — Tracé de l'incision (jambe gauche).

2° **Incision de l'aponévrose et découverte des vaisseaux.** — Restez pour le moment dans l'angle inférieur de la plaie; entre le jambier antérieur que vous sentez en dedans, et les extenseurs que vous sentez en dehors, incisez longitudinalement l'aponévrose d'un coup de bistouri; du premier coup, sans hésitation, vous entrez dans l'interstice, comblé de tissu cellulaire très lâche, et vous apercevez, dans le fond de l'angle dièdre formé par les muscles, le paquet vasculo-nerveux.

Dès lors, il n'y a plus, pour l'exposer plus haut, qu'à continuer vers la racine du membre la séparation des muscles ainsi amorcée.

Rien de plus facile. Introduisez l'index dans la brèche, de bas en haut, et pulpe tournée en avant. Poussez-le peu à peu

---

EXPLICATION DE LA FIGURE 5

Exposition du paquet vasculo-nerveux *(jambe gauche). — Les écarteurs séparent le jambier antérieur, situé en dedans, des extenseurs, situés en dehors.*

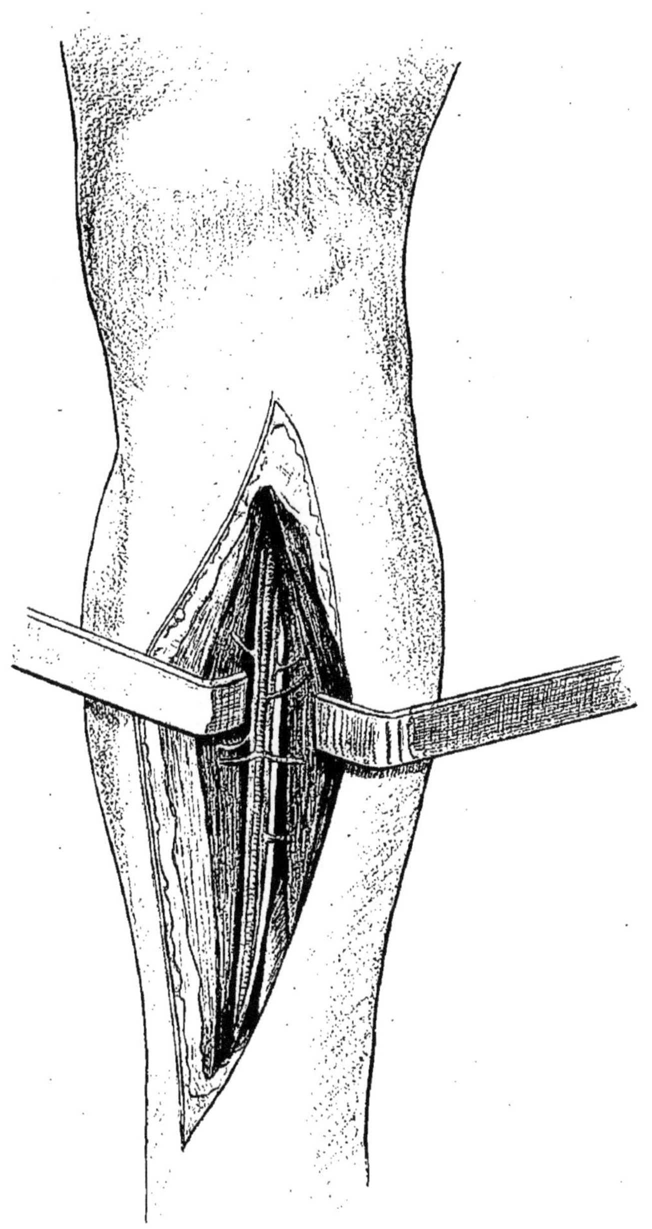

Fig. 5. — Exposition du paquet vasculo-nerveux.

vers le haut, en sectionnant de proche en proche sur votre doigt l'aponévrose, entre les deux muscles qui se laissent progressivement écarter. Vous n'avez à vous préoccuper ainsi d'aucun point de repère; la rainure amorcée vous conduit d'un bout à l'autre du bon interstice, et votre index glissé dans cet interstice protège les vaisseaux, d'ailleurs assez profonds.

Le paquet vasculo-nerveux apparaît sur toute la hauteur de la plaie. Écartez fortement les muscles. Vous constaterez qu'en haut, au niveau de l'incision classique, ils se laissent très peu mobiliser, à cause de leur tassement, à cause aussi de l'obstacle que constitue l'extrémité supérieure du péroné. Par contre, ils bâillent fortement en bas, surtout si vous les relâchez en fléchissant fortement le pied sur la jambe. Et, grâce à cela, l'ensemble de la plaie et des vaisseaux est parfaitement exposé (fig. 5).

Au fond de l'angle dièdre formé par l'écartement des muscles apparaît le paquet vasculo-nerveux, couché sur le ligament interosseux. Le nerf tibial antérieur, dans cette partie de la jambe, est situé en dehors de l'artère. Les deux veines qui accompagnent l'artère sont situées l'une en avant, l'autre en arrière d'elle; elles communiquent par de nombreuses anastomoses transversales.

3° **Traitement des lésions vasculaires.** — Ligature en cas de plaie; extirpation des anévrismes. Pas de suture.

4° **Reconstitution anatomique.** — Aucun dégât n'a été commis. Il suffit, si l'on ne croit pas utile de drainer, de mettre quelques points de catgut sur l'aponévrose, et de suturer la peau.

IV

LA CROSSE DE LA TIBIALE ANTÉRIEURE

LA CROSSE DE LA TIBIALE ANTÉRIEURE

Origine à la poplitée, — traversée de l'espace interosseux, quart supérieur dans la loge antérieure de la jambe.

CONSIDÉRATIONS GÉNÉRALES

Il n'est jamais question, dans les traités de médecine opératoire, de cette portion haute et profonde de la tibiale antérieure. Farabeuf signale simplement que la ligature de la tibiale antérieure dans la loge antérieure est d'autant plus difficile qu'on la fait plus haut. Cette difficulté de manœuvre sur le cadavre devient une impossibilité sur le vivant *lorsque le vaisseau saigne, tout spécialement dans sa traversée de l'espace interosseux et dans sa courte portion rétro-squelettique*. Il décrit à ce moment et dès son origine une véritable crosse à direction antéro-postérieure autour du bord libre de l'aponévrose interosseuse.

Le segment rétro-squelettique peut être abordé par la technique que nous donnons pour découvrir le carrefour bi-tibio-péronier (v. au chapitre suivant). Mais il est des éventualités, rares à la vérité, où la tibiale antérieure, dans ses trois segments précités, qui constituent ce que nous appelons la crosse, doit pouvoir être suivie et largement exposée par une seule voie d'accès.

C'est ainsi que M. Pierre Duval a dû opérer un ancien blessé qui avait eu un séton par balle de la jambe à son tiers supérieur. L'examen clinique décelait une tumeur anévrismale haut située, et qui était perceptible à la fois dans la loge antérieure de la jambe et dans l'angle inférieur du creux poplité. On voyait à la radiographie une cavité creusée par la tumeur dans la face externe du tibia. Ces symptômes, complétés par l'examen du pouls artériel en aval, imposaient le diagnostic de siège de la tumeur sur la tibiale antérieure au niveau de sa traversée de l'espace interosseux. Pour l'extirper avec le minimum de dégâts, avec ligatures posées le plus près possible du sac en conservant ainsi au membre le maximum de vascularisation, M. Pierre Duval a imaginé une technique complexe en apparence, en réalité d'une facile exécution. Par elle rien n'est coupé qui ne puisse être très exactement reconstitué.

Elle donne sur la crosse de la tibiale antérieure un jour considérable et comme elle expose en même temps tout le carrefour bi-tibio-péronier elle se prête admirablement à une chirurgie vasculaire conservatrice. Dans des cas semblables des chirurgiens ont lié d'une part la poplitée, d'autre part la tibiale antérieure dans la loge antérieure. C'est là une opération grave, entraînant des risques de gangrène, tandis que l'opération que nous décrivons conserve la vitalité du membre.

TECHNIQUE OPÉRATOIRE

1° **Position du blessé.** — Le patient est couché sur le ventre, le membre inférieur à opérer en légère flexion, abduction et rotation externe de telle manière qu'il repose solidement sur la table par la face interne du genou et de la jambe. Ainsi se trouvent largement exposés le versant externe du creux poplité et la région péronière supérieure.

2° **Incision cutanée.** — Sentir avec les doigts, ce qui est toujours facile, dans les rares cas où on ne les voit pas : la corde du tendon du biceps, la tête du péroné, le quart supérieur de cet os matelassé par les muscles péroniers. Mener une incision en baïonnette. Elle longe en haut le bord postérieur du tendon du biceps en commençant à 3 ou 4 travers de doigt au-dessus de son insertion sur la tête du péroné. Arrivée derrière le col du péroné elle le traverse en diagonale et finit franchement descendante sur la face externe de cet os. Cette dernière partie de la ligne d'incision doit être longue et aboutir à égale distance de la tête du péroné et de la malléole externe (fig. 6).

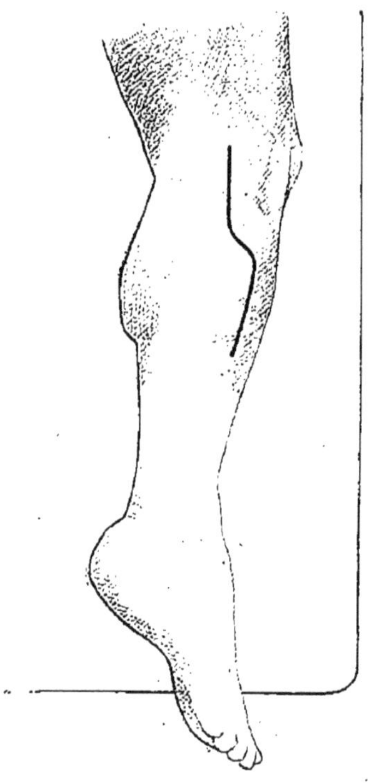

Fig. 6. — Position du membre et tracé de l'incision.

3° **Mise à nu des muscles et du sciatique poplité externe.** — Avec le bistouri sectionner, parallèlement à l'incision cutanée, les aponévroses superficielles de la cuisse et de la jambe. Le doigt peut alors isoler les différents muscles qu'il importe de voir : biceps en haut; en bas, et en allant d'arrière en avant, jumeau externe, faisceau péronier

EXPLICATION DE LA FIGURE 7

Mise à nu des muscles et du sciatique poplité externe. — *On voit, de haut en bas, les insertions supérieures du jumeau externe, du soléaire, du long péronier latéral.*

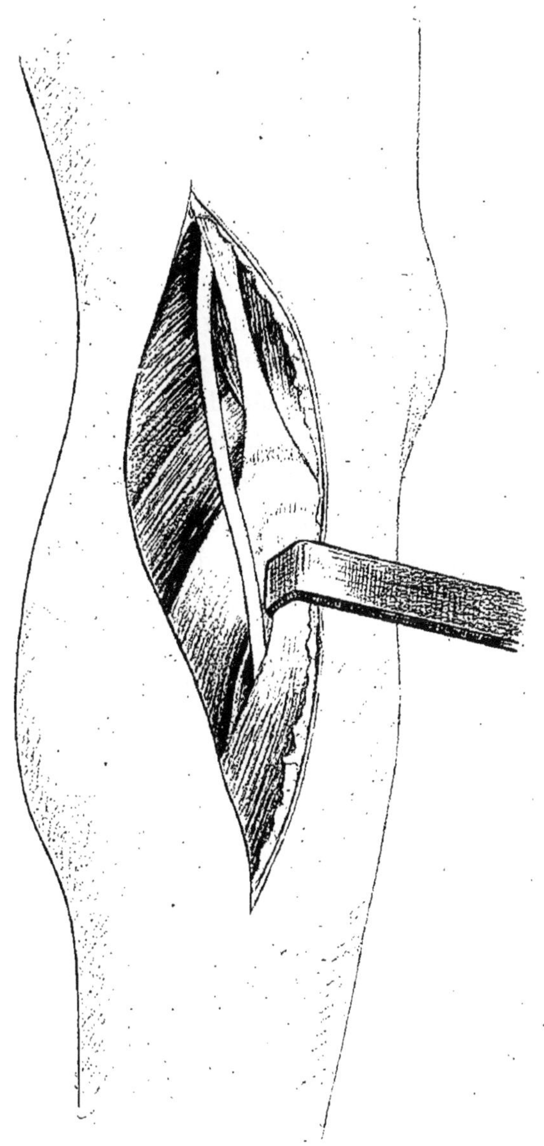

Fig. 7. — Découverte du sciatique poplité externe.

du soléaire, long péronier latéral. Du même coup et avec l'aide de la sonde cannelée on isole le gros cordon du sciatique poplité externe jusqu'à ce qu'il se perde dans le long péronier. On le fait récliner en dehors (fig. 7).

4° **Section des muscles.** — Perpendiculairement au trajet de leurs fibres et à deux ou trois centimètres de leurs insertions supérieures, sectionner nettement le jumeau externe et le soléaire. La manœuvre sera facile et sans danger pour le jumeau. Pour le soléaire on pourra glisser au-dessous de lui un doigt qui ressortira dans le creux poplité par l'anneau. Insinuer enfin une sonde cannelée dans le tunnel creusé par le sciatique poplité externe dans le long péronier et sur cette sonde, au bistouri, couper les fibres musculaires qui recouvrent le nerf. Il faut maintenant favoriser la rétraction musculaire et, de quelques coups de sonde, libérer les moignons musculaires pour les récliner plus facilement les uns en haut, les autres en bas.

On a déjà un large accès sur le plancher inférieur du creux poplité. Déjà on aperçoit la fin des vaisseaux poplités, l'origine de la tibiale antérieure, le tronc tibio-péronier et sa bifurcation (fig. 8). Mais tous ces éléments sont encore profondément situés, accessibles à bout de doigt seulement, séparés qu'ils sont de nous par un obstacle rigide qu'il nous faut supprimer : le péroné.

5° **Résection temporaire du péroné.** — Le sciatique po-

EXPLICATION DE LA FIGURE 8

Section des muscles. — *On a coupé le jumeau externe, le soléaire, et fendu le long péronier latéral pour dégager le nerf sciatique poplité externe. Le paquet vasculo-nerveux apparaît profondément ; on voit la poplitée, le tronc tibio-péronier, l'origine de la tibiale antérieure, et la bifurcation en tibiale postérieure et péronière.*

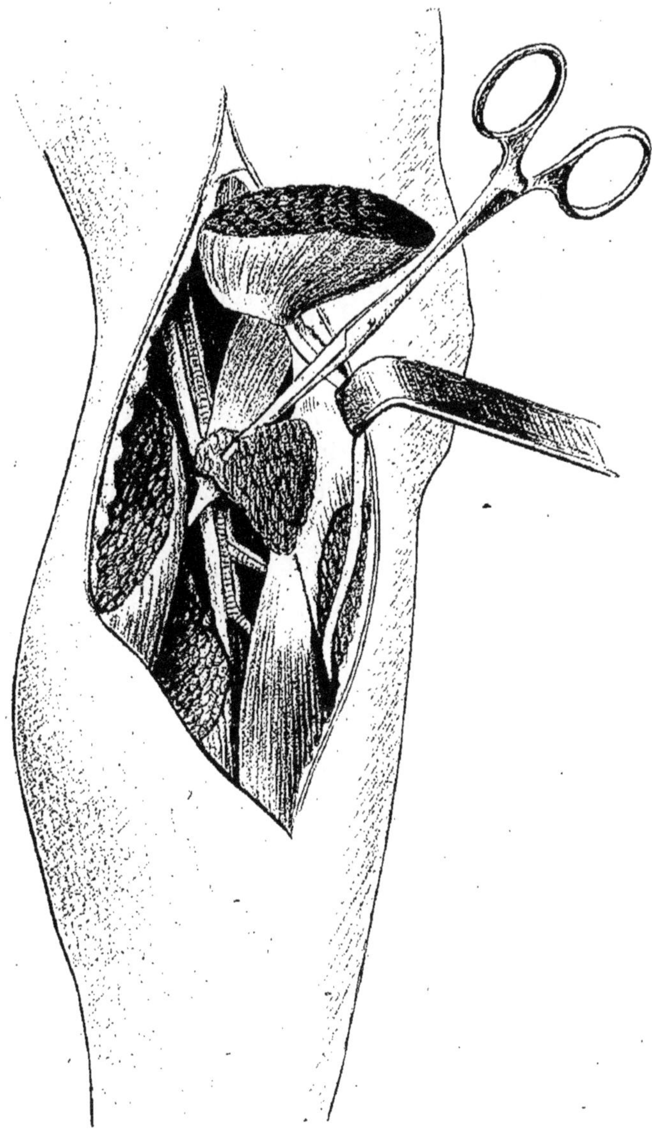

Fig. 8. — Section des muscles.

plité externe étant bien récliné en dehors, dénuder à la rugine le col du péroné. Il faut un jour suffisant pour passer une scie de Gigli; mais éviter de désinsérer les muscles péroniers sur une trop grande hauteur. La scie de Gigli, glissée dans l'espace interosseux, coupe l'os le plus haut possible.

Au bas de l'incision cutanée, enfoncer en dehors du muscle long péronier et en longeant la cloison intermusculaire externe une aiguille passe-fil qui, au fond de sa course, effondrera la membrane interosseuse. Sa pointe apparaîtra dans la loge jambière postérieure et entraînera en se retirant l'extrémité d'une scie de Gigli. Des écarteurs protégeant les muscles voisins, on aura vite sectionné le péroné en ce nouveau point. Cependant le sciatique poplité externe et ses deux branches de bifurcation, musculo-cutané et tibial antérieur, préalablement isolés et réclinés, n'auront couru aucun risque. Les insertions osseuses du long péronier, soigneusement conservées autant que faire se peut, assureront la vitalité du fragment de péroné libéré par les deux traits de scie.

Il faut pouvoir maintenant le faire basculer en bas. Il ne tient plus que par l'insertion, sur son bord interne, de la très résistante membrane interosseuse. Saisir solidement avec les doigts de la main gauche, ou mieux, avec un davier de Farabeuf, l'extrémité supérieure du fragment osseux et l'attirer vigoureusement en dehors. La membrane interosseuse se tend sous les yeux, et la pointe du bistouri la coupe au ras de son

---

EXPLICATION DE LA FIGURE 9

Exposition de la crosse. — *Le péroné, auquel adhère une portion du long péronier latéral, a été sectionné sur deux points et récliné en bas. La membrane interosseuse est presque complètement détachée de son bord interne. On voit, outre les vaisseaux et nerfs postérieurs, toute la crosse de la tibiale antérieure que l'on poursuit très bas dans la loge antérieure de la jambe.*

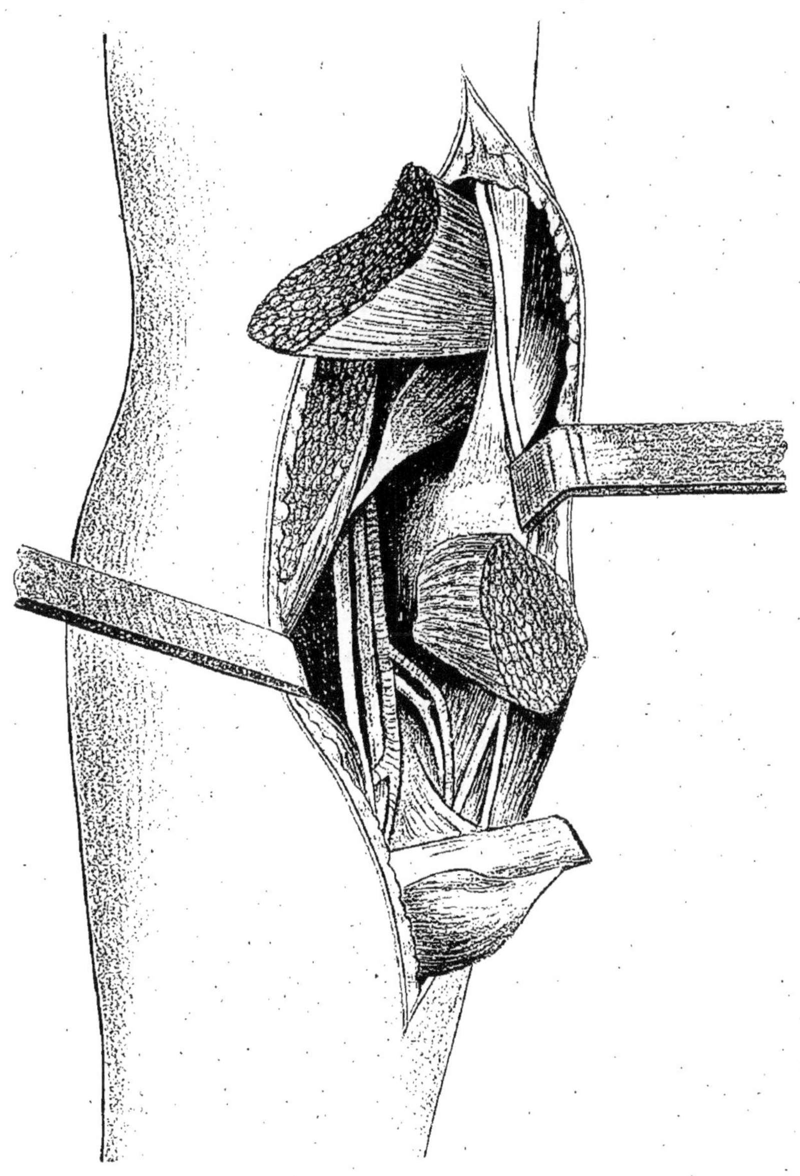

Fig. 9. — Exposition de la crosse.

insertion osseuse. La bascule osseuse se produit, le champ opératoire est largement accessible en toutes ses parties.

6° **Exposition des vaisseaux.** — On voit et l'on peut manipuler aisément la fin de la poplitée, le tronc tibio-péronier, sa bifurcation en tibiale postérieure et péronière, et surtout la crosse de la tibiale antérieure dont on n'avait pu jusque-là qu'entrevoir l'origine sur la face profonde de la poplitée. Bien plus, on peut suivre cette dernière dans la loge antérieure de la jambe. Elle apparaît sur une longueur d'au moins quatre centimètres, couchée sur la face externe du jambier antérieur, les insertions supérieures de l'extenseur commun ayant été entraînées par la portion du péroné basculée (fig. 9).

7° **Reconstitution de la région.** — Sa simplicité et les résultats fonctionnels parfaits que donne l'opération montrent que, malgré la multiplicité des temps décrits plus haut, rien n'a été fait de vraiment mutilant.

Il faudra d'abord affronter bout à bout et par quelques points de catgut les deux tranches du faisceau péronier du soléaire, puis les deux tranches du jumeau externe. Ces deux muscles ont été sectionnés très haut et ont conservé leurs pédicules vasculo-nerveux.

Ceci fait, on remettra en place le fragment du péroné provisoirement basculé. En bas le périoste de la face externe qu'on se sera efforcé de conserver assurera la coaptation des deux tranches osseuses. A-t-il été déchiré par la scie, les fibres intactes du long péronier et de l'extenseur commun suffiront, de même qu'elles assureront sa vascularisation. En haut un moyen indirect rendra comme en bas la suture métallique inutile : Ce sera la suture des fibres sectionnées du long péronier. On aura pris soin auparavant de remettre en place le sciatique poplité externe et ses branches qui auront ainsi retrouvé leur gouttière ostéo-musculaire.

Enfin suturer l'aponévrose superficielle, surtout en haut, de telle manière que le sciatique soit bien maintenu en place dans son trajet derrière le tendon du biceps. Des crins à la peau termineront l'intervention. Le drainage, s'il est indiqué, s'obtiendra facilement par un tube laissé sous le soléaire et sortant par l'extrémité inférieure de l'incision cutanée.

Il sera prudent, par un pansement approprié, de maintenir pendant quelques jours la jambe fléchie sur la cuisse et le pied étendu sur la jambe afin de relâcher les muscles suturés.

V

LE CARREFOUR BI-TIBIO-PÉRONIER

LE CARREFOUR BI-TIBIO-PÉRONIER

Origine de la tibiale antérieure sur la poplitée, tronc tibio-péronier et sa bifurcation en tibiale postérieure et péronière.)

CONSIDÉRATIONS GÉNÉRALES

On sait, avec plus ou moins de facilité, aborder la poplitée, la tibiale antérieure, la péronière, la tibiale postérieure. Encore les techniques adoptées sont-elles le plus souvent bien plus anatomiques que chirurgicales.

Mais s'il est indifférent, ou du moins sans de trop graves conséquences, sauf toutefois pour la poplitée, de poser une ligature au petit bonheur sur ces vaisseaux pourvu qu'elle arrête une hémorragie, on ne saurait trop, au contraire, choisir le bon endroit lorsqu'il s'agit du carrefour bi-tibio-péronier, d'où émergent ces divers troncs.

Que de pinces ont été brutalement serrées au fond d'un trou pour tarir une hémorragie inquiétante! On luttait depuis de longs moments, il fallait en finir; qu'importait si la pince, placée trop haut, avait saisi le tronc tibio-péronier par exemple, alors que seule la tibiale postérieure saignait tout près de son origine; qu'importait si, du même coup, on avait pincé les veines collatérales ou même le nerf tibial! Il fallait d'abord sauver la vie du blessé et ce n'était pas trop cher la payer que d'exposer la jambe à la gangrène.

Des statistiques nombreuses montrent que la ligature de la poplitée dans son extrémité inférieure est suivie de gangrène de la jambe dans près d'un quart des cas. Or, cette ligature a été pratiquée souvent parce que, faute d'un jour suffisant, on ne pouvait se rendre compte exactement du siège de la lésion vasculaire.

II. Ce jour suffisant, mais indispensable, aucune des voies d'accès décrites jusqu'ici ne permet de l'obtenir. L'incision classique de la poplitée ne permet pas de poursuivre les vaisseaux au delà de l'anneau du soléaire. La tibiale antérieure est abandonnée par les auteurs tant qu'elle n'a pas franchi l'aponévrose interosseuse. Les incisions de la tibiale postérieure et de la péronière, déjà laborieuses et insuffisantes pour ces artères dans leur portion moyenne, sont franchement inutilisables dès qu'on doit remonter jusqu'à leur origine. Il existe donc un territoire, véritable rendez-vous d'artères, qui, malgré son importance fonctionnelle considérable, semble ne pouvoir permettre aucun acte chirurgical facile et méthodique. Il faut reconnaître d'ailleurs que l'obstacle anatomique paraît ici légitimer le silence des auteurs. Ce carrefour est profondément situé sous la masse des jumeaux et du soléaire, derrière l'anneau de ce dernier, c'est-à-dire au niveau où, par ses insertions serrées sur le squelette et la membrane interosseuse, il se prête le plus difficilement à un décollement.

Mais, comme pour d'autres troncs vasculaires profonds, nous pensons que les désastres causés ici par une chirurgie trop timide doivent faire abandonner le préjugé de la voie d'accès purement anatomique, esclave des espaces celluleux intermusculaires. Par ailleurs, le procédé que nous proposons se prête à une parfaite reconstitution de la région.

TECHNIQUE OPÉRATOIRE

1° **Position du blessé.** — Il sera couché sur le ventre. Un aide tiendra le pied et pourra, le moment venu, étendre ce dernier sur la jambe et fléchir légèrement la jambe sur la cuisse afin de relâcher les jumeaux et le soléaire.

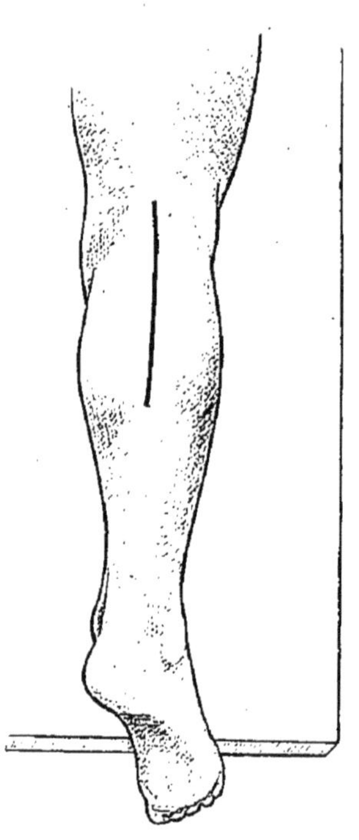

Fig. 10. — Position du membre et tracé de l'incision.

2° **Incision cutanée.** — Elle commence en haut au milieu du pli de flexion du jarret. La jambe étant dans l'extension, l'aire du creux poplité est comblée par le relief supérieur des jumeaux mais quelques plis transversaux permanents de la peau indiquent, sans qu'il soit nécessaire de fléchir la jambe, le point indiqué.

L'incision descend en ligne droite en suivant la dépression, visible ou perceptible à la palpation, qui sépare le jumeau interne de l'externe.

Elle se termine au point où cessent les saillies musculaires de ces jumeaux. Il n'y aura du reste aucun inconvénient à prolonger d'un coup de ciseaux cette incision en haut ou en bas si, pendant l'intervention la

EXPLICATION DE LA FIGURE 11

***Découverte de l'interstice des jumeaux,** marqué par le nerf saphène externe. La veine saphène externe est réclinée en dedans.*

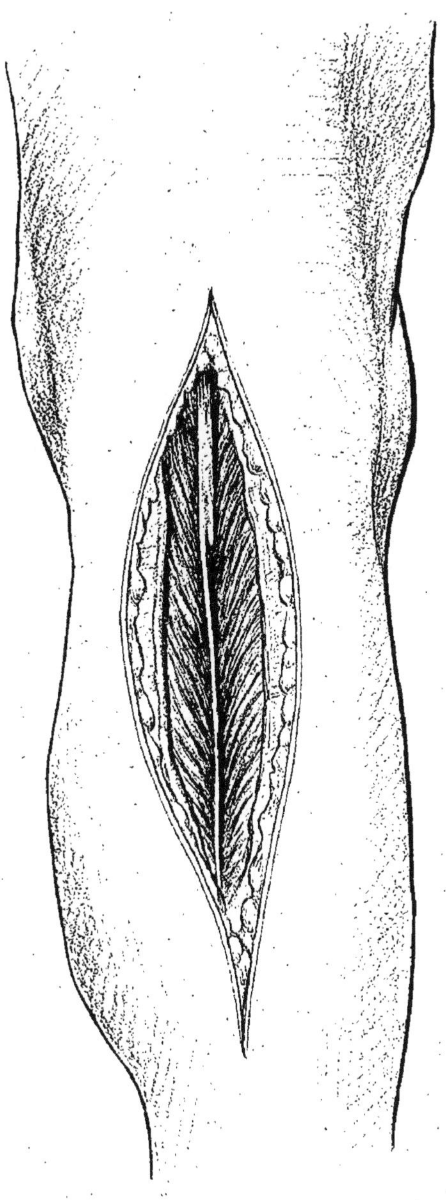

Fig. 11. — Découverte de l'interstice des jumeaux.

voie d'accès paraît insuffisante. L'incision aura en moyenne 18 centimètres (fig. 10).

5° **Écartement des jumeaux**. — Avec un instrument mousse libérer la veine saphène externe et son nerf collatéral. Il est encore plus simple d'inciser l'aponévrose sur leur bord externe. Cette aponévrose décollée et rejetée sur les côtés de la plaie entraînera avec elle la veine et le nerf (fig. 11). Effondrer ensuite l'espace celluleux par où les deux jumeaux sont accolés. Le bistouri ne deviendra nécessaire que dans le quart inférieur de l'incision, seul point où les deux jumeaux mêlent leurs fibres musculaires et tendineuses. Du même coup seront entraînés avec les deux ventres musculaires leurs pédicules vasculo-nerveux qui, nés très haut dans le creux poplité, n'auront pas dû être sectionnés.

Deux écarteurs chargent les jumeaux et, la jambe étant maintenant légèrement fléchie, les éloignent le plus possible de l'axe du membre. Le soléaire apparaît en bas. Avec le doigt coiffé d'une compresse on le dépouille des tractus celluleux qui le recouvrent. On peut dès ce moment, si on le juge utile, couper le mince tendon du plantaire grêle. Dans la moitié supérieure du champ opératoire la sonde cannelée a vite fait de disséquer artère et veine poplitée et leurs branches, nerf sciatique poplité interne. Comme pour les jumeaux, le pédicule nourricier du soléaire est conservé.

Toujours avec la sonde, suivre le paquet vasculo-nerveux dans sa plongée sous l'anneau du soléaire de telle sorte que la lumière de cet anneau apparaisse nettement et permette l'in-

EXPLICATION DE LA FIGURE 12

Dégagement de l'anneau du soléaire. — *Une sonde cannelée pénètre dans l'orifice. On aperçoit, au-dessus de lui, le paquet vasculo-nerveux poplité.*

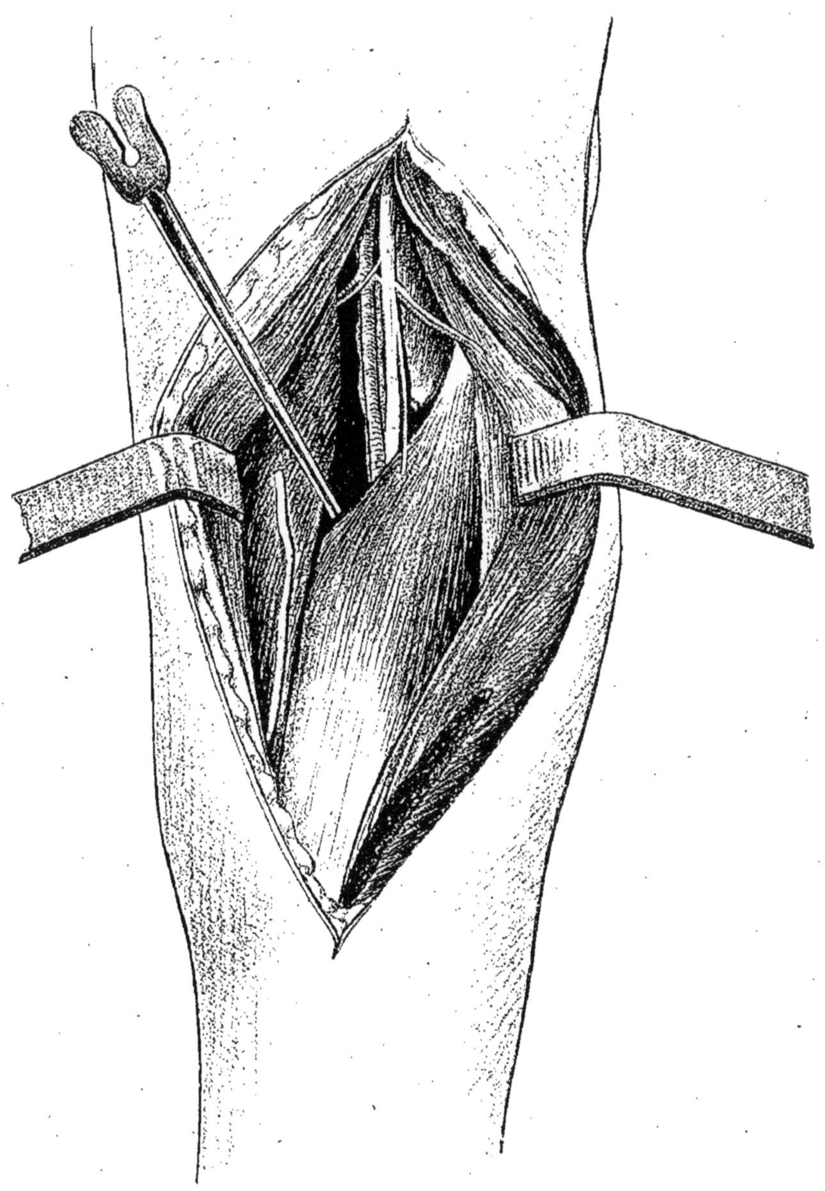

Fig. 12. — Dégagement de l'anneau du soléaire.

troduction dans la loge profonde de la jambe d'un instrument mousse qui servira de conducteur et de protecteur (fig. 12).

4° **Section de l'anneau du soléaire.** — Introduire sur le protecteur et sous le soléaire une des branches d'un ciseau et sectionner de haut en bas le soléaire. On aura soin de faire porter cette incision plus près du bord tibial que du bord péronier. On conserve ainsi le filet nerveux qui, du sciatique, va se perdre dans le soléaire. Cette section interne permet en outre un écartement plus facile des deux tranches du soléaire.

Il n'y a plus désormais en effet qu'à saisir dans le même écarteur jumeau interne et tranche interne du soléaire en dedans, jumeau externe et tranche externe du soléaire en dehors.

Qu'avons-nous coupé au cours de ces manœuvres? Pas un seul filet nerveux, pas un seul pédicule vasculaire. Les jumeaux ont été séparés avec la sonde et le bistouri; la partie supérieure du soléaire a été sectionnée au ciseau dans le sens de ses fibres.

Notre intervention aura donc été aussi peu mutilante que possible. Cependant elle nous donne sur le carrefour vasculaire que nous désirions aborder un jour considérable. Nous avons sous les yeux et pouvons traiter chirurgicalement au fond d'une plaie largement évasée : la moitié inférieure des vaisseaux poplités et leurs importantes branches, l'origine de la tibiale antérieure, le tronc tibio-péronier quelle que soit sa longueur, l'origine de la tibiale postérieure et de la péronière.

EXPLICATION DE LA FIGURE 13

Exposition des vaisseaux et des nerfs. — *Le soléaire a été fendu, découvrant le tronc tibio-péronier, l'origine de la tibiale antérieure, et la bifurcation en tibiale postérieure et péronière. (Le nerf a été écarté en dedans).*

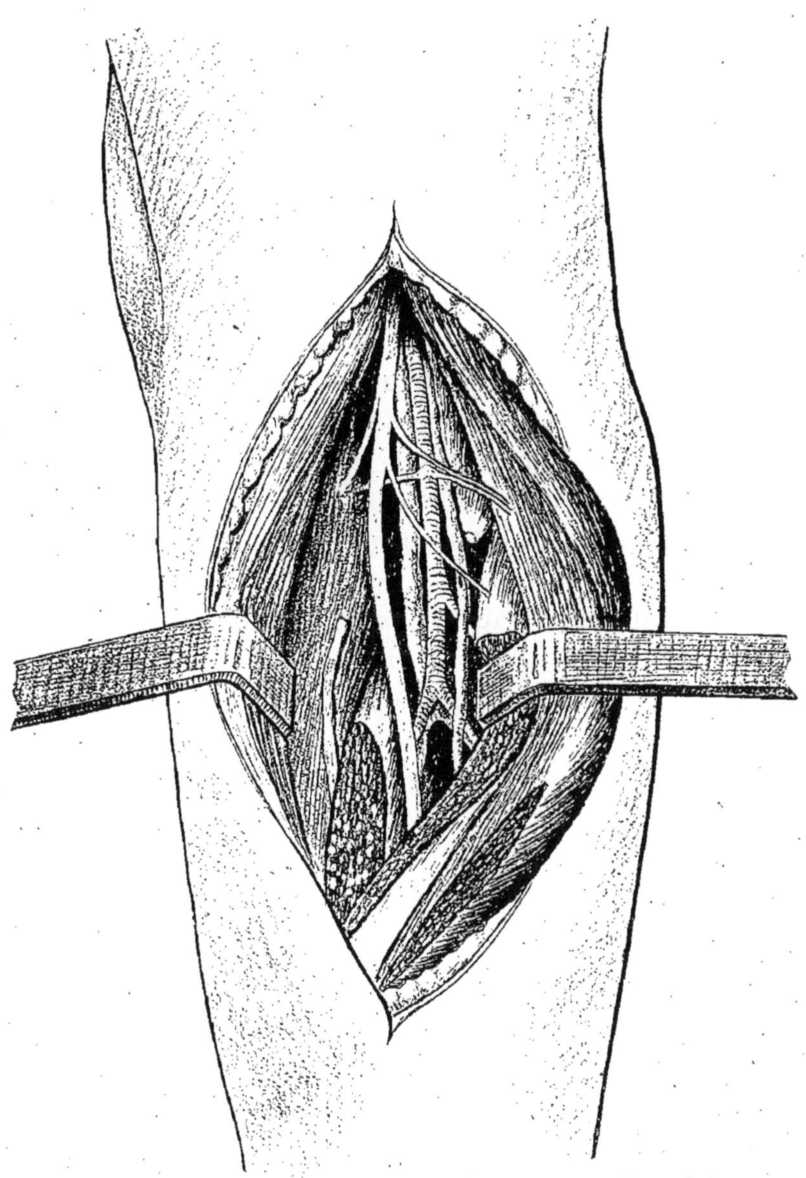

Fig. 13. — Exposition des vaisseaux et des nerfs.

Le nerf sciatique poplité interne devenu tibial postérieur pourra être suivi sur une très grande longueur (fig. 13).

5° **Reconstitution de la région.** — Ayant si peu détruit, il nous sera facile de remettre toutes choses en état. Les écarteurs abandonnent d'abord les deux faisceaux tibiaux et péroniers du soléaire dont les tranches viennent s'accoler spontanément. Quelques points en U redonnent à ce muscle son unité anatomique. Le plus haut d'entre eux refait l'anneau du soléaire. On abandonne ensuite les jumeaux qui sont traités comme le muscle précédent en arrêtant toutefois la suture au catgut aux seules surfaces d'affrontement créées par le bistouri. Quelques crins sur la peau, en évitant de les serrer sur le nerf et la veine saphène externe. Les muscles ayant été coupés dans le sens de leurs fibres, le membre peut être pansé et immobilisé dans la rectitude.

S'il y a une indication au drainage, la position du drain imposée par le cas clinique sera variable. Placé dans le creux poplité, il ressort par une boutonnière laissée à la partie supérieure de la plaie opératoire. Laissé sous le soléaire dans la loge jambière profonde, il émerge par l'angle inférieur de l'incision.

VI

LE TRONC FÉMORO-POPLITÉ

LE TRONC FÉMORO-POPLITÉ

(Tiers inférieur de la fémorale, moitié supérieure de la poplitée.)

CONSIDÉRATIONS GÉNÉRALES

La ligature de la fémorale dans le canal de Hunter est un des exercices les plus fameux et les plus redoutés de la médecine opératoire. Brillante manœuvre d'amphithéâtre, elle légitime amplement son succès par les difficultés qu'elle présente : rien de mieux pour classer les candidats. Relisez la description de Farabeuf, comme toujours si lumineuse. Quelle abondance de points de repère : ligne d'opération, travers de doigts, nerfs ou vaisseaux émergeant du canal, gouttière de l'artère, corde qu'il faut inciser à 2 millimètres en dehors, n'empêchent pas toujours l'opérateur de s'égarer soit dans le vaste interne, soit dans le creux poplité. Pouvait-on par ailleurs demander mieux à une méthode qui, limitant strictement la voie d'accès et l'objectif à atteindre, prive l'opérateur d'une large vue d'ensemble de la région et l'oblige à se guider sur des détails anatomiques minutieux?

C'est encore Farabeuf qui écrit : « Quant au quart inférieur de la cuisse que l'on couvre en mettant les quatre doigts en travers, immédiatement au-dessus du condyle interne, on n'y saurait toucher que pour chercher d'une manière incommode l'artère poplitée qui ne peut être facilement découverte que par la partie postérieure ».

Cette objection disparaît lorsque les portions inférieure de la fémorale et supérieure de la poplitée sont abordées simultanément dans le même temps et par le même procédé opératoire.

II. Une longue pratique de la chirurgie de guerre nous a, dans cette région comme dans beaucoup d'autres, montré la vanité des démarcations trop anatomiques et la nécessité des larges voies d'accès, sous la réserve d'éviter les délabrements inutiles et définitifs.

Chirurgicalement, l'anneau de l'adducteur n'a que la valeur d'un point de repère. La démonstration n'est plus à faire, pour les lésions traumatiques, que l'anneau ne saurait empêcher un agent vulnérant quelconque, soit de blesser l'artère à son niveau même, soit de la léser du même coup au-dessus et au-dessous de lui. De même, les anévrismes fémoro-poplités sont classiques; on sait qu'ils peuvent s'engager sous l'anneau de l'adducteur, formant alors une tumeur bilobée qui fait saillie à la fois à la face interne de la cuisse et dans le creux poplité.

Cliniquement, il y aura donc souvent difficulté à situer la lésion. En fait, la simple découverte de l'artère dans le canal de Hunter sera, pour le chirurgien, difficile et insuffisante. L'accès de la poplitée dans son tiers supérieur par la voie postérieure, excellente en soi, exposera l'opérateur à l'ennui d'une nouvelle intervention pour suivre une lésion qui remonterait au-dessus de l'anneau.

Une technique, de réalisation très facile, mettant d'un seul coup sous les yeux l'ensemble du tronc fémoro-poplité, supprime ces objections et permet de parer à toutes les éventualités.

TECHNIQUE OPÉRATOIRE

1° **Position du blessé.** — Le blessé sera couché sur le dos, le plus près possible du bord de la table d'opération. L'aide qui tiendra la jambe la fléchira sur la cuisse et portera cette dernière en abduction et en rotation externe maximum. Le

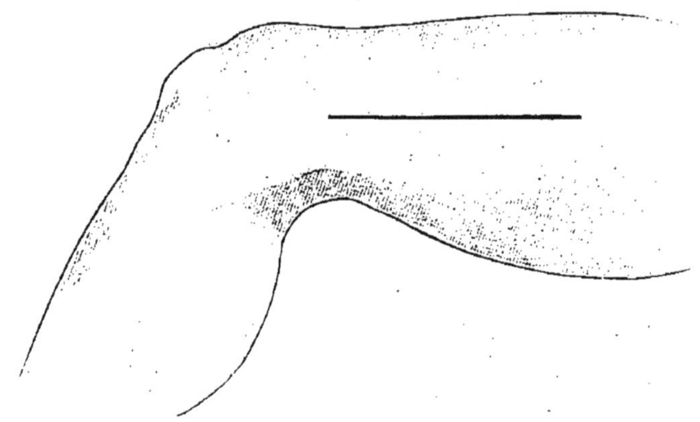

Fig. 14. — Tracé de l'incision.

chirurgien ne doit pas se placer en dehors du membre et se pencher au-dessus de lui pour voir la face interne de la cuisse. Cette position incommode, recommandée par les classiques, doit être abandonnée. L'opérateur doit être en dedans du membre, face à la région à explorer, d'où la nécessité de la flexion et de l'abduction maximum de la cuisse. La flexion de la cuisse sur le bassin et de la jambe sur la cuisse relâchera

---

EXPLICATION DE LA FIGURE 15

***Découverte de la corde du 3e adducteur**, avec le nerf saphène interne sortant du canal de Hunter. Le « toit » du canal de Hunter est encore intact.*

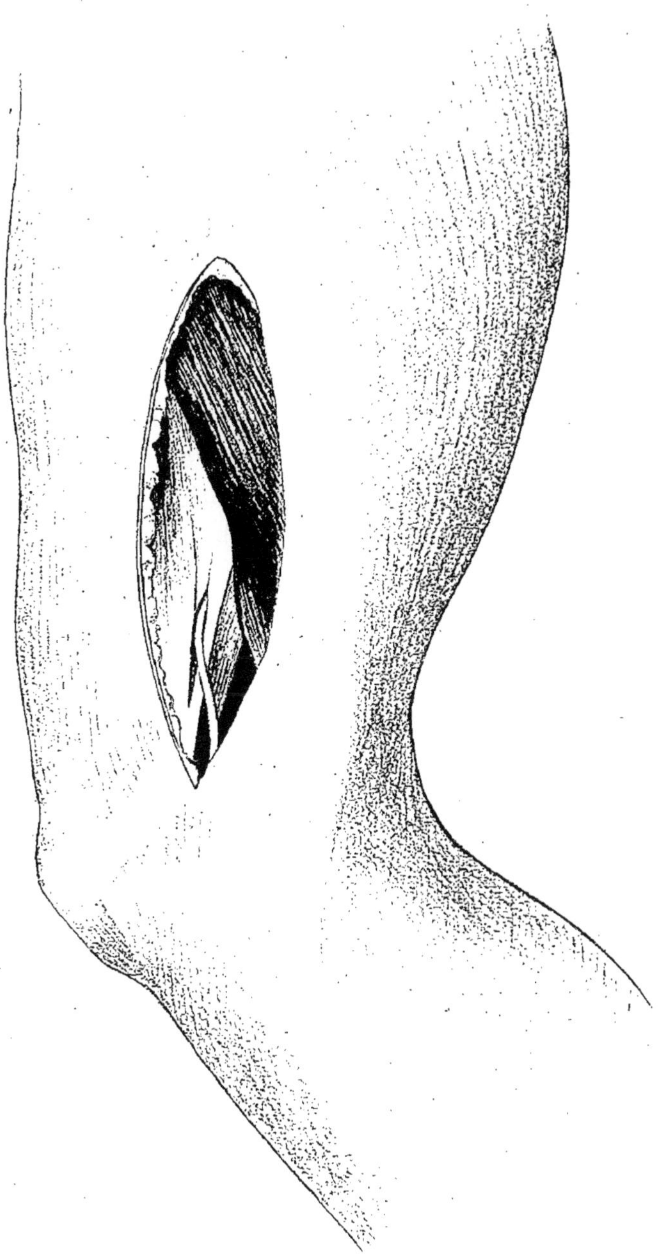

Fig. 15. — Dégagement de la corde de l'adducteur.

le paquet vasculaire et en rendra l'exploration plus aisée; l'abduction tendra la corde de l'adducteur, seul point de repère qui nous importe, et fera sa place à l'opérateur; la rotation externe exposera dans un plan horizontal tout le champ opératoire.

2° **Incision cutanée.** — Un seul point de repère : la corde du troisième adducteur. On la voit le plus souvent. Chez un sujet adipeux ou infitré la palpation permet toujours de la suivre. Elle part du milieu du bord supérieur saillant du condyle interne et se perd vers le tiers moyen de la cuisse. Sur une cuisse exposée en abduction et en rotation externe, ne pas oublier qu'elle est plus rapprochée de la face antérieure que de la face postérieure. Sur cette corde et en partant de son insertion inférieure, inciser la peau sur une longueur de 14 centimètres (fig. 14).

3° **Exposition de la région.** — On aperçoit aussitôt dans la moitié supérieure de l'incision le bord antérieur du couturier dont les fibres sont obliques en bas et en arrière. Avec le doigt ou la sonde cannelée on le mobilise et le confie à un écarteur qui le récline en bas. On ne le verra plus pendant l'intervention. Le même écarteur entraîne et protège la veine saphène interne libérée si elle est apparue au fond de l'incision cutanée.

Désormais l'œil voit et le doigt sent parfaitement la corde de l'adducteur (fig. 15). Abandonner tout instrument et avec l'index promené vigoureusement au-dessus et au-dessous d'elle, faire la place nette. Il ne s'agit que d'effondrer du tissu cellu-leux ou cellulo-adipeux, rien n'est plus facile. Reprendre main-

---

EXPLICATION DE LA FIGURE 16

Exposition des vaisseaux. — Le « toit » du canal de Hunter a été fendu. L'artère et la veine passant à travers l'anneau, peuvent être suivies sur un long trajet dans la région poplitée.

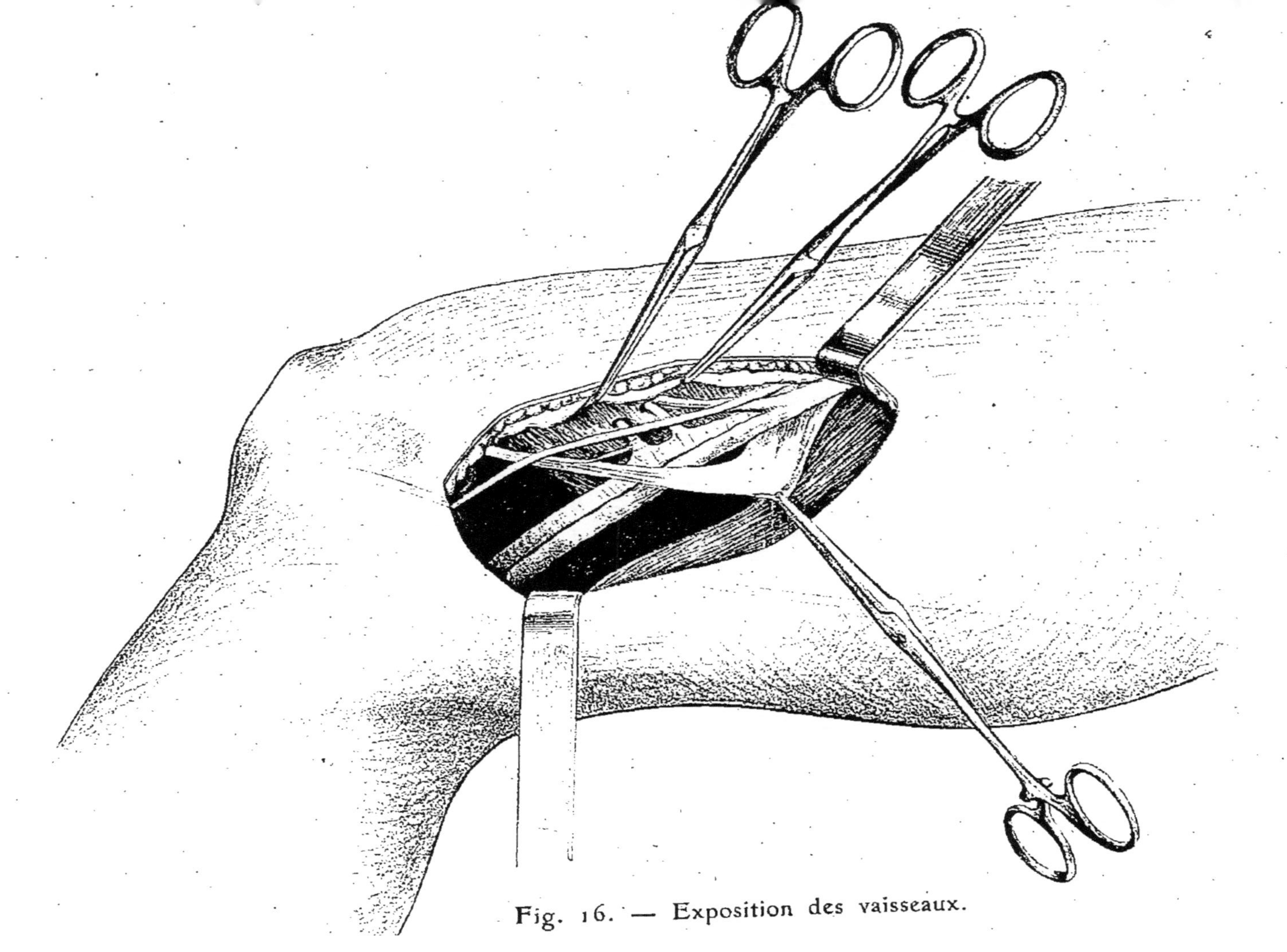

Fig. 16. — Exposition des vaisseaux.

tenant le bistouri et, au ras de la corde, sur son bord externe, l'interne étant déjà libéré, sectionner les fibres aponévrotiques qui constituent le toit du canal de Hunter. Les divers éléments vasculaires ou nerveux et spécialement le cordon blanc très visible du saphène interne qui en sortent sont sûrement évités puisqu'on les a sous les yeux. Placer quatre pinces, deux sur la corde qu'elles tirent en dedans, deux sur l'aponévrose sectionnée de recouvrement du canal qu'elles éversent en dehors, et tout l'acte opératoire préliminaire est terminé.

Le chirurgien, avec une pince à disséquer et une sonde cannelée, peut maintenant saisir le paquet vasculaire avant sa pénétration dans le canal de Hunter, le suivre sans difficulté pendant toute la traversée de ce dernier, franchir avec lui l'anneau de l'adducteur visible sur ses deux faces, poursuivre très aisément la poplitée dans la moitié supérieure du losange (fig. 16). Les vaisseaux isolés de leur gaine vasculaire sont, de par leur relâchement, accessibles sur toutes leurs faces. Une ligature jugée nécessaire pourra sûrement et commodément être posée en bonne place en ménageant, si possible, les collatérales si importantes en cette région ; l'éventualité rare, mais à prévoir, d'une chirurgie vasculaire conservatrice, se présente-t-elle, cette large voie d'accès permettra de la réaliser.

4° **Variantes opératoires.** — Il est arrivé deux fois à l'un d'entre nous de se trouver en présence d'une plaie artérielle siégeant exactement à la traversée de l'anneau du 3e adducteur. Dans ces cas il ne faut pas hésiter, si c'est nécessaire, à sectionner la corde de l'adducteur à l'endroit où elle passe comme un pont sur le tronc vasculaire. Sans doute une ligature correcte aurait pu être posée sans cela en aval et en amont de la lésion. Mais la section de la corde est à ce point insignifiante dans ses conséquences et d'une réalisation si simple qu'on doit la pratiquer de parti pris dès qu'on croit pouvoir en retirer un supplément de commodité.

L'incision que nous recommandons une fois tracée, pour une plaie vasculaire du tiers inférieur de la cuisse, il arrive que l'on puisse dès ce moment situer la lésion dans la seule moitié supérieure des vaisseaux poplités et affirmer l'intégrité des vaisseaux fémoraux dans le canal de Hunter. L'ouverture du canal de Hunter sera inutile et l'on pourra, sans pousser plus loin la dissection, traiter la lésion poplitée. On ne peut nous objecter la présence d'un épanchement sanguin poplité pour s'étonner que nous n'ayons suivi d'emblée la voie postérieure. On sait la fréquence des plaies sèches des vaisseaux et que seule dans ces cas, la porte d'entrée du projectile peut servir de guide. Or, dans le tiers inférieur de la cuisse, dans l'ignorance où l'on se trouve du trajet, rien ne peut faire affirmer à l'avance que la lésion sera fémorale ou poplitée.

5° **Reconstitution de la région.** — Elle est ici réduite au maximum de simplicité puisqu'on n'a rien détruit que le toit du canal de Hunter fonctionnellement inutile. Les écarteurs enlevés, muscles et aponévroses reprendront leur place et il suffira de quelques crins placés sur la tranche cutanée. S'il est nécessaire de drainer on incisera sur le doigt enfoncé dans le creux poplité et en dehors des muscles de la patte d'oie, les téguments qui le sépareront du bistouri. Le drain qu'on aura introduit par l'incision opératoire incomplètement suturée, sortira par cette simple boutonnière.

VII

LES TRONCS VASCULAIRES DE LA FESSE

LES TRONCS VASCULAIRES DE LA FESSE

(Fessière, ischiatique, honteuse interne.)

CONSIDÉRATIONS GÉNÉRALES

Lorsqu'on intervient sur les vaisseaux de la région fessière, c'est presque toujours pour lier une artère ou une veine qui saigne. Aucun des troncs de la région, [sauf l'ischiatique qui, chez certains sujets, peut acquérir des dimensions appréciables], n'est très volumineux.

Cependant, quel que soit le vaisseau lésé, l'hémorragie peut être fort sérieuse : en chirurgie de guerre, l'hématome fessier, la « grosse fesse », a acquis une juste réputation de gravité, due non seulement à l'abondance de la perte de sang, mais à la difficulté de l'hémostase.

Cette hémostase est tout à fait impossible par la voie fessière lorsqu'un vaisseau est lésé, comme cela se produit souvent, à sa sortie même du bassin ou un peu au-dessus de l'échancrure sciatique. Il faut alors aller lier au-dessus, et c'est généralement l'hypogastrique que l'on va étreindre.

Mais c'est là une tout autre question, et nous ne nous occuperons ici que de la portion fessière des trois principaux paquets vasculaires (fessier, ischiatique, honteux interne), portion pour laquelle de très nombreuses causes d'échec subsistent encore.

Ces causes d'échec sont les suivantes :

1° Les vaisseaux sont profondément situés sous la masse épaisse du grand fessier.

2° Les incisions classiques, différentes pour chaque artère, sont respectivement très insuffisantes.

3° Il n'y a pas un seul paquet vasculaire, mais trois, et il est impossible de savoir, dans le cas où une fesse blessée est distendue par le sang, quel est le tronc lésé. Ici comme dans toutes les régions où passent plusieurs vaisseaux, il faut avoir une vue d'ensemble sur eux. Or, les incisions classiques donnent accès seulement ou bien sur la fessière, ou bien sur les deux autres artères, ischiatique et honteuse interne.

De plus, la technique ancienne présente un temps extrêmement pénible, la traversée du grand fessier. On recommande de chercher un interstice entre les fibres du muscle et de passer à travers. La chose est plus facile à dire qu'à faire; les faisceaux du grand fessier ne sont pas absolument parallèles; ils sont, par places, légèrement spiralés, et forment des sortes de torsades. En outre, ils ne sont pas tout à fait indépendants les uns des autres, mais reliés par des fibrilles. De sorte que la sonde cannelée ne passe pas directement dans un interstice, mais dilacère ce qui s'oppose à sa pénétration; la plaie opératoire est masquée par le sang, et privée de netteté par les bouts de muscles déchirés qui pendent dans le fond : ce n'est pas une plaie « propre ».

Comme l'écartement des fibres donne un jour très médiocre, on conseille de couper en haut quelques insertions des faisceaux internes de la boutonnière musculaire. Une pareille section n'est pas mutilante si elle est limitée; mais alors elle ne suffit pas.

La voie d'accès sur la fesse doit avant tout donner un jour très large; c'est une condition essentielle à l'exécution d'une opération correcte, telle que ligature ou traitement d'anévrysme. Il faut qu'elle expose tous les vaisseaux de la région à la fois; il faut qu'elle expose aussi les nerfs, le sciatique surtout, dont la lésion par le bistouri ou les mors d'une pince aurait les plus fâcheuses conséquences. Elle doit enfin ne pas être mutilante, et permettre une reconstitution anatomique parfaite.

Quel est donc l'obstacle principal à l'exposition large? C'est le muscle grand fessier. L'opération que nous allons décrire tourne cet obstacle, et n'impose aucune section musculaire; le grand fessier restera absolument intact.

TECHNIQUE OPÉRATOIRE

Le blessé est anesthésié à fond, puis couché sur le ventre.

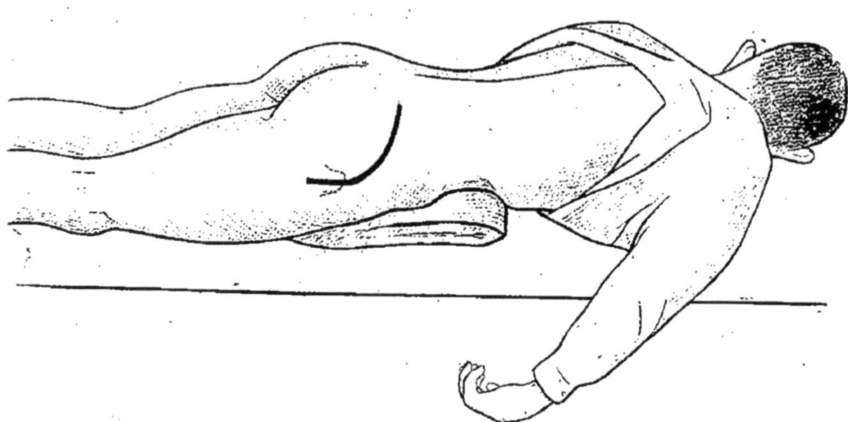

Fig. 17. — Position de l'opéré et ligne d'incision. (Le grand trochanter est marqué en pointillé.)

Un drap roulé, insinué sous le ventre et la cuisse, soulève très légèrement le côté à opérer. Un aide attire la cuisse en haut et

---

EXPLICATION DE LA FIGURE 18

Aspect des plans sous-cutanés. — Le bord externe du grand fessier se dessine sous l'aponévrose.

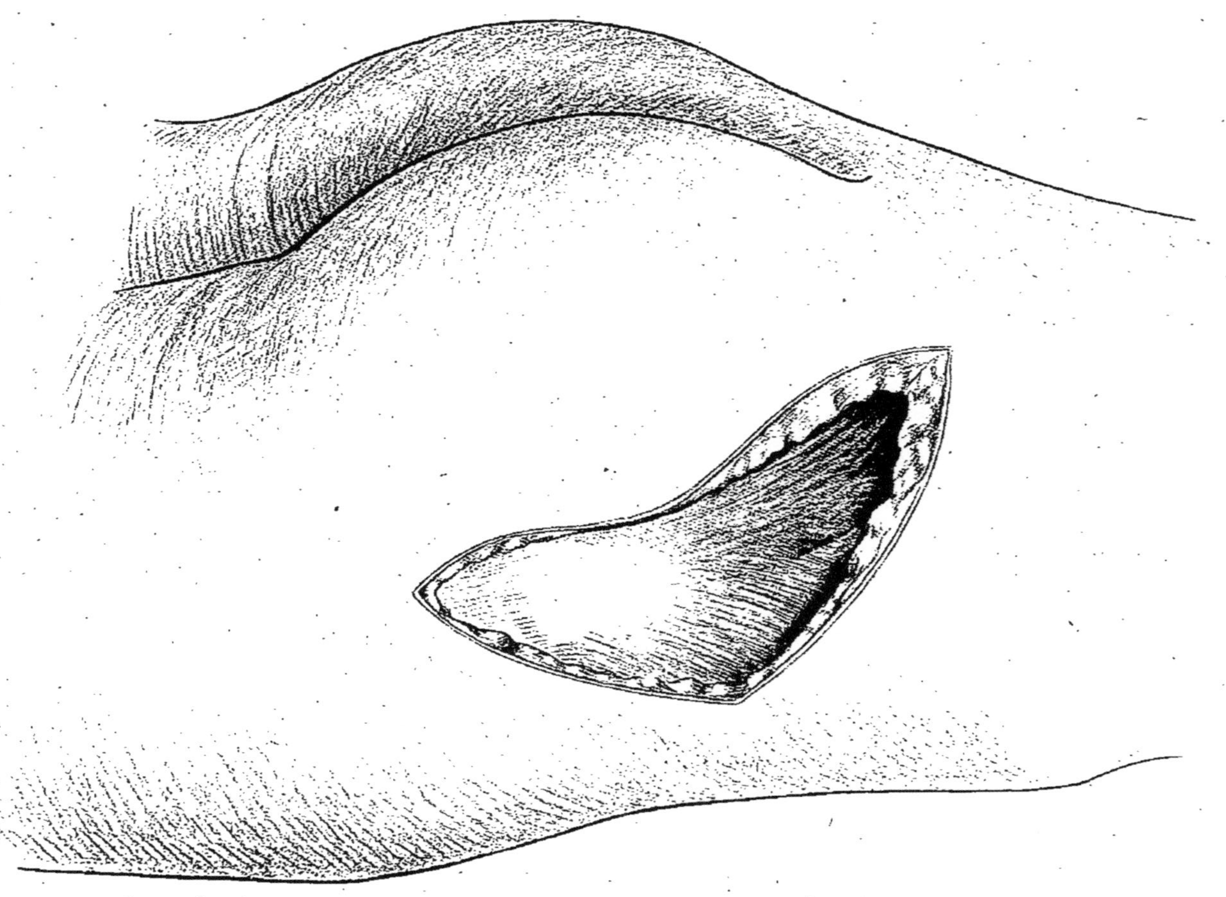

Fig. 18. — Plans sous-cutanés.

lui imprime un mouvement de rotation externe, afin de relâcher les muscles fessiers.

1° **Incision cutanée.** — Reconnaissez par la palpation l'épine iliaque postéro-supérieure, la crête iliaque, puis le principal repère qui est le *grand trochanter*; délimitez-en le contour très exactement, car c'est lui qui vous donnera la clé de l'interstice à découvrir. Au besoin, faites mobiliser la cuisse par un aide pour mieux repérer la saillie.

L'incision commence au milieu de la face externe du grand trochanter, à 3 travers de doigts au-dessous de son bord supérieur; elle remonte verticalement vers ce bord supérieur, le dépasse, et va, toujours verticalement, à deux centimètres plus haut; là elle s'infléchit mollement, et remonte en haut, en dedans, et en arrière, dans la direction de l'épine iliaque postéro-supérieure, à deux centimètres de laquelle elle s'arrête (fig. 17).

Elle met à nu, en bas l'aponévrose très blanche et très résistante qui cache le grand trochanter, en haut un tissu graisseux ordinairement très épais qui cache les muscles. Incisez cette couche graisseuse dans le sens connu des fibres du grand fessier, jusqu'à ce que vous ayiez bien mis à découvert l'aponévrose (fig. 18).

2° **Recherche préalable de l'espace décollable inter-fessier.** — Les vaisseaux sont situés entre le grand fessier en arrière, le moyen fessier, le pyramidal, l'obturateur interne et les jumeaux en avant. L'espace où ils se trouvent est comblé par un tissu cellulaire très lâche, qui permet un décollement facile des muscles qu'il sépare.

EXPLICATION DE LA FIGURE 19

Section aponévrotique. — *L'aponévrose a été fendue sur la face externe du grand trochanter, et le grand fessier décollé. Les branches des ciseaux suivent le bord externe du muscle et le détachent.*

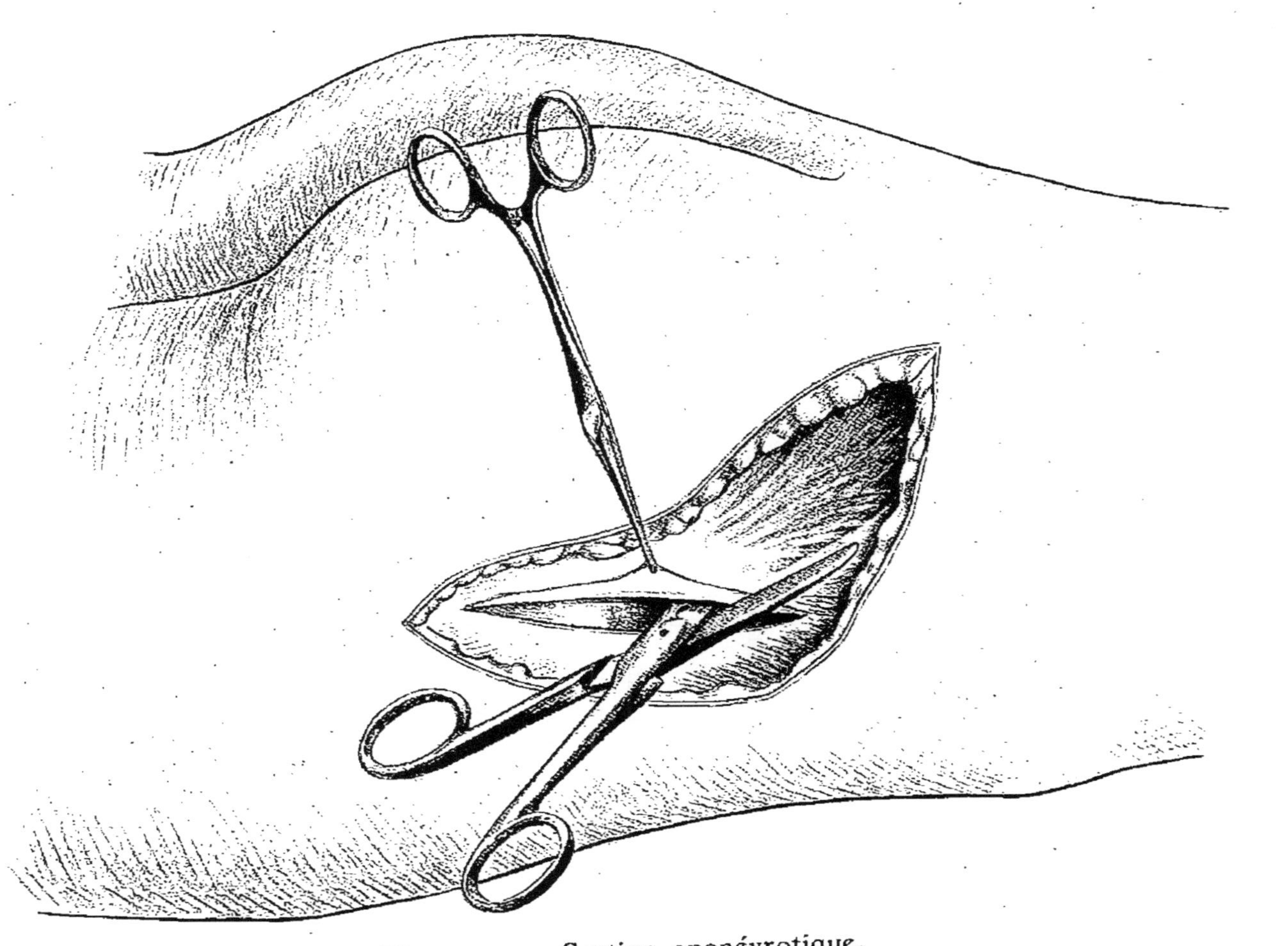

Fig. 19. — Section aponévrotique.

Pour trouver ce plan cellulaire, n'essayez pas d'inciser ou de dissocier des fibres musculaires vers le haut de la plaie; vous risqueriez de vous perdre dans le muscle, ou tout au moins de tâtonner longuement. Allez vers le bas de l'incision et *coupez verticalement l'aponévrose sur la face externe du grand trochanter* et un peu au-dessus de lui. Quelquefois, une petite quantité de liquide filant s'écoule : c'est que vous avez ouvert une bourse séreuse, incident sans importance.

Introduisez l'index gauche dans l'ouverture aponévrotique; sentez le contour du grand trochanter; poussez le doigt sur sa face postérieure, puis dirigez-le franchement en haut et en dedans; sans difficulté aucune, il pénétrera sous le muscle grand fessier; vous sentirez la séparation des plans se faire sous votre pression, et vous pourrez pousser ainsi jusqu'à la grande échancrure sciatique, dont votre doigt reconnaîtra l'arcade résistante.

3° **Exposition des vaisseaux.** — Avec deux pinces soulevez la lèvre aponévrotique postérieure. Recherchez à la vue le bord externe du grand fessier. Ce bord, où viennent se réunir et se confondre l'aponévrose postérieure du muscle et celle qui tapisse sa face profonde, est marqué par une ligne blanchâtre, implantée sur le moyen fessier.

Introduisez une branche de ciseaux sous le fessier, contre la ligne précitée, et coupez les tissus sur cette ligne même (fig. 19). Il n'y a à ce niveau qu'une épaisseur minime de tissus unique-

---

EXPLICATION DE LA FIGURE 20

Exposition des vaisseaux et des nerfs. — *Le grand fessier soulevé par un écarteur large, on voit : sous l'arcade osseuse, la fessière et ses deux branches; le pyramidal; au-dessous du pyramidal, l'ischiatique, à trajet longitudinal, la honteuse interne, à trajet oblique, et les nerfs grand et petit sciatiques.*

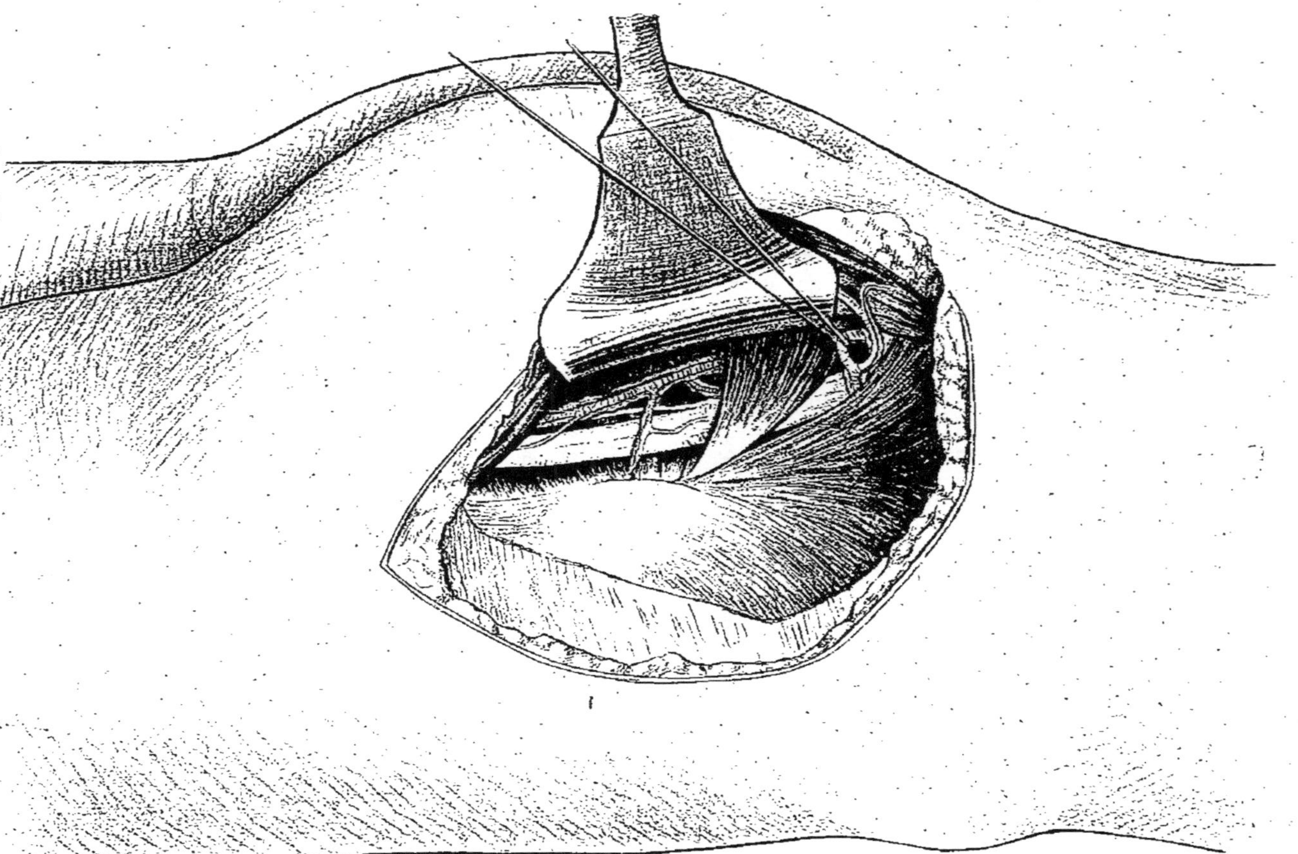

Fig. 20. — Exposition des vaisseaux et des nerfs.

ment fibreux; aucun faisceau musculaire n'est lésé. Remontez ainsi le plus haut possible, jusqu'à la crête iliaque (fig. 20).

Le grand fessier est détaché sur tout son bord externe. Il se laisse soulever avec une facilité presque déconcertante, découvrant les muscles profonds; les branches superficielles des vaisseaux fessiers, qui se jettent dans sa masse, se tendent comme une corde entre l'échancrure sciatique et la face profonde du muscle soulevé.

Pour y voir clair et large, prenez un grand écarteur plat et placez-le sous le grand fessier qu'il attirera fortement en arrière et en dedans. Toute la région vous apparaît, exposée d'une façon complète. Outre les branches fessières déjà aperçues, vous voyez le moyen fessier, le pyramidal, l'obturateur et les jumeaux (fig. 20).

Au-dessous du pyramidal, émerge le cordon volumineux et légèrement aplati du grand sciatique, longé par le filet ténu du petit sciatique. Un peu plus en dedans, les vaisseaux ischiatiques, que vous pouvez suivre et disséquer sur une hauteur de 6 à 7 centimètres. Entre ces vaisseaux et le sciatique, enfin, la honteuse interne, dont n'apparaît qu'une courte portion, et qui a un trajet oblique en bas et en dedans (fig. 20).

Presque tous les vaisseaux sont ainsi largement exposés. Nous disons presque, car il reste à voir le tronc principal de la fessière, et sa branche profonde qui s'engage entre le moyen et le petit fessiers. Pour les mettre à nu, il suffit d'écarter par quelques coups de sonde cannelée le pyramidal du moyen fessier, en partant du point où émerge la branche superficielle; la branche profonde apparaît aussitôt. Un peu plus haut, presque sous l'arcade osseuse, les deux branches se réunissent : c'est *la fessière elle-même, que vous pourrez lier à son émergence.*

4° **Traitement des lésions vasculaires.** — Rien n'est plus simple, avec cette technique, que la ligature d'une fessière ou ou d'une ischiatique blessée. Pour l'ischiatique et la honteuse interne, il faut bien isoler les vaisseaux avant de les pincer, de façon à ne léser aucun des éléments nerveux voisins.

5° **Reconstitution anatomique.** — Rabattez le grand fessier à sa place normale. Aucun élément important n'a été sectionné. Il suffit de placer quelques points de suture sur l'aponévrose pour que la région soit complètement reconstituée.

Si vous drainez, placez les drains au-dessus du grand trochanter où ils seront moins étranglés par l'aponévrose, et ne mettez pas leurs extrémités en contact avec le sciatique, afin d'éviter les névralgies ou les névrites qui pourraient être le fait de leur frottement sur le nerf.

VIII

VAISSEAUX DU TIERS SUPÉRIEUR DE L'AVANT-BRAS

VAISSEAUX DU TIERS SUPÉRIEUR DE L'AVANT-BRAS

(Bifurcation humérale, vaisseaux radiaux et cubitaux, origine de l'interosseuse.)

CONSIDÉRATIONS GÉNÉRALES

Les auteurs des traités de médecine opératoire éliminent généralement de leurs descriptions la portion supérieure de l'artère cubitale, difficile à découvrir. « Elle n'est pas accessible dans les trois premiers travers de doigt de l'avant-bras, dit Farabeuf, à moins qu'on ne coupe presque en travers tous les muscles épitrochléens.... »

Il n'est pas douteux que la guerre actuelle a modifié quelque peu les idées à cet égard; les éclats et les balles ne respectent ni lieux d'élection, ni procédés-types. Nous avons vu plusieurs fois sur nos blessés la lésion suivante: l'avant-bras a été traversé transversalement dans son tiers supérieur, profondément, en avant des os; une tuméfaction dure et diffuse annonce la présence d'un gros épanchement sanguin, que confirme la disparition du pouls en aval; il est certain qu'un vaisseau a été ouvert. Mais lequel? Un vaisseau radial? Un vaisseau cubital? Ou bien encore l'interosseuse? Il est impossible de le savoir.

Il faut bien, cependant, aller découvrir l'artère ou la veine qui saigne, même s'il s'agit de la portion dite « inaccessible » de la cubitale; et il faut faire cette découverte sans causer de dégâts : nos opérations sur le vivant, confirmées par des constatations nombreuses sur le cadavre, nous ont montré de la façon la plus nette qu'on pouvait y parvenir avec facilité.

Au-dessous de la portion « inaccessible », la cubitale reste difficile à découvrir largement; la recherche de l'interstice entre le fléchisseur superficiel et le cubital antérieur donne lieu à des hésitations, et l'incision pratiquée par erreur sur le cubital risque d'égarer le chirurgien. Or, nous verrons qu'on peut arriver directement sur ce segment par notre incision médiane.

Au surplus, et c'est là le grave reproche que nous faisons à la méthode classique, l'incision latérale ne donne accès *que sur un des paquets vasculaires*; et encore cet accès est-il, pour la cubitale, fort limité. Ce n'est pas tel ou tel vaisseau qu'il faut voir, mais l'*ensemble des troncs de la région* : terminaison de l'artère et des veines humérales, tiers supérieur des paquets cubitaux et radiaux, origine de l'interosseuse.

C'est pour faciliter cette exploration que nous avons exécuté et décrit la technique ci-après. Elle permet de pratiquer commodément les ligatures nécessaires : Nous disons *ligatures* car, qu'il s'agisse d'un plaie ou d'un anévrysme, la suture est ici contre-indiquée; la *résection* d'un segment s'est imposée dans un cas de thrombose par contusion et rupture de la tunique interne de la terminaison de l'artère humérale, chez un de nos blessés.

L'obstacle — apparent — à la découverte de la cubitale à ce niveau est la présence des muscles épitrochléens, qui la recouvrent. Cette difficulté disparaît, nous allons le voir, si l'on exécute quelques manœuvres très simples, et cela sans qu'il soit nécessaire de sectionner un seul muscle.

TECHNIQUE OPÉRATOIRE

Faites tenir par un aide le bras légèrement écarté du tronc, et placez-vous en dehors du membre à opérer. Supposons qu'il s'agisse de l'avant-bras droit.

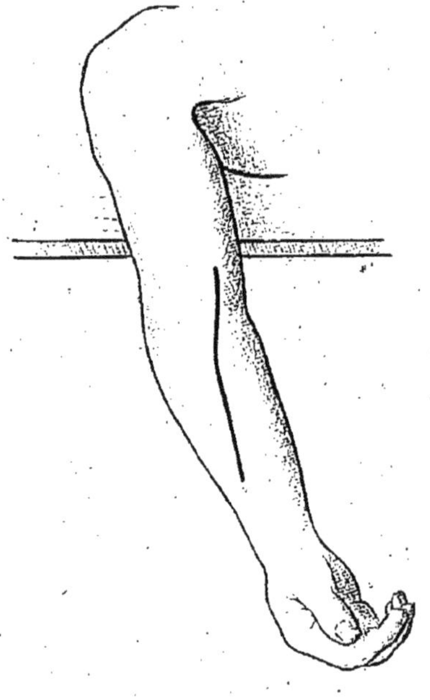

Fig. 21. — Tracé de l'incision.

1° **Incision cutanée.** — L'incision commence sur le bord interne du biceps, à deux travers de doigt au-dessus du pli du coude; elle descend obliquement en suivant le tendon du biceps, passe au milieu de la face antérieure de l'avant-bras dans son tiers supérieur, et se prolonge très obliquement vers son bord externe, pour finir en avant du radius à l'union du tiers moyen et du tiers inférieur (fig. 21).

L'incision, on le voit, va de la face interne du bras au bord externe de l'avant-bras; elle croise la ligne axiale un peu au-dessous du pli du coude. Autrement dit, elle accompagne la portion inférieure du biceps, puis répond à la gouttière profonde qui sépare le long supinateur des muscles épitrochléens.

EXPLICATION DE LA FIGURE 22

Découverte du médian, *plongeant dans les fibres du rond pronateur. On devine la portion terminale de l'artère et des veines humérales, plus profondes.*

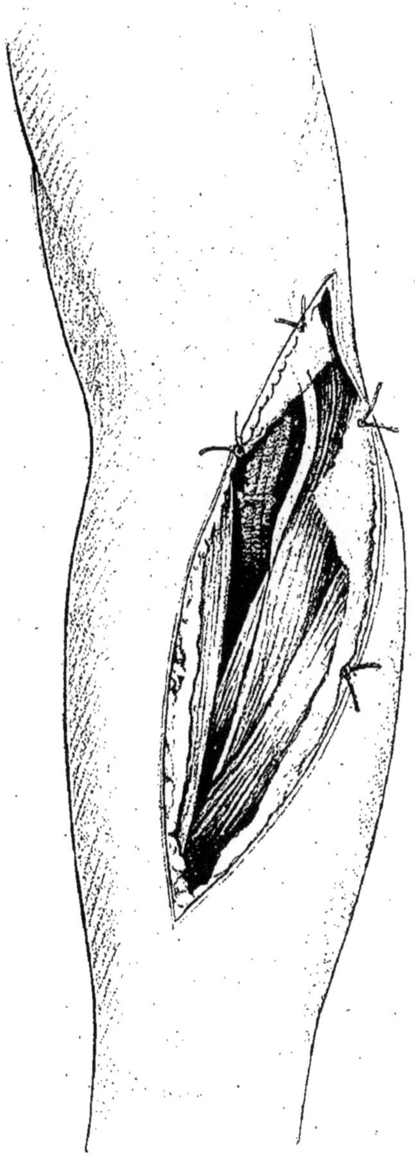

Fig. 22. — Découverte du médian.

La veine médiane basilique, habituellement sectionnée, est liée tout de suite.

2° **Incision de l'aponévrose.** — L'expansion aponévrotique du biceps est coupée; puis le bistouri entame l'aponévrose anti-brachiale sur le bord externe du rond pronateur.

Aussitôt apparaît un gros cordon blanchâtre, qui n'est autre que le nerf médian. Suivons ce cordon de haut en bas. Il ne tarde pas à disparaître dans les fibres du rond pronateur d'où il ressortira un peu plus bas (fig. 22).

Le rond pronateur forme une masse épaisse, descendant obliquement en bas et en dehors. C'est lui qu'il va falloir récliner pour trouver les vaisseaux cubitaux.

3° **Recherche et exposition des vaisseaux.** — Commencer par dénuder, à la partie supérieure de la plaie, l'artère humérale, en dehors du médian. Elle se divise un peu au-dessous du pli du coude, et vous apercevez déjà sa bifurcation.

Mais vous ne voyez encore nettement ni la cubitale ni la radiale. Placez un écarteur sur le rond pronateur, un autre écarteur sur le long supinateur; les deux muscles se séparent, laissant entre eux un espace large et profond, qu'occupe un tissu cellulaire extrêmement lâche, dont les fines aréoles crèvent et disparaissent comme de la mousse de savon sous la pression du doigt.

Dès lors, apparaît le trépied huméro-radio-cubital. Ne parlons plus des vaisseaux radiaux; ils longent le long supinateur, et rien n'est plus aisé que leur exposition large tout le long de l'incision.

EXPLICATION DE LA FIGURE 23

Exposition des vaisseaux. — *Les muscles épitrochléens sont réclinés en dedans, le long supinateur en dehors. On voit l'humérale, la radiale et la cubitale sur un long parcours et un segment de l'interosseuse.*

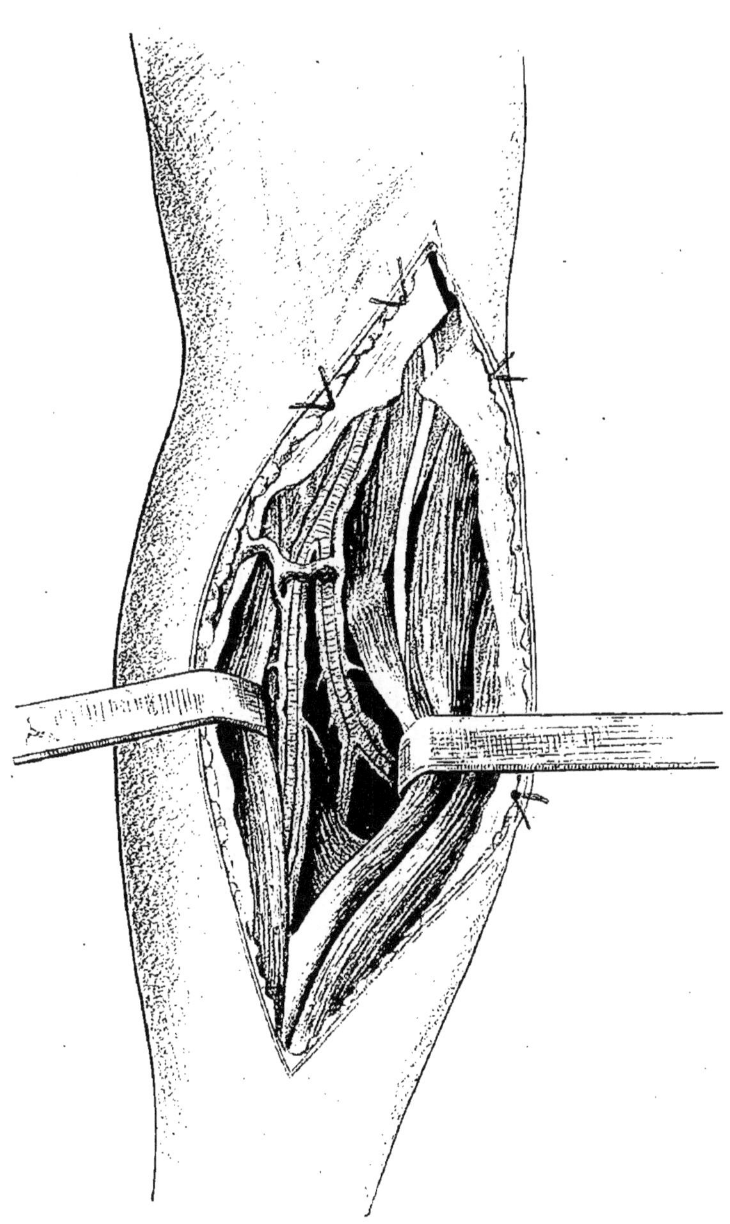

Fig. 23. — Exposition des vaisseaux.

Quant aux vaisseaux cubitaux, ils s'engagent d'abord sous les muscles épitrochléens. Mais ces muscles se laissent bien écarter, même lorsque l'avant-bras est en supination; pour qu'ils se relâchent au maximum, *faites exécuter un mouvement de pronation forcée*, et engagez sous le rond pronateur un écarteur qui le soulèvera : vous serez étonné de voir que le muscle peut être attiré très en avant, et ne gêne en aucune façon les manœuvres; il se laisse en effet décoller, et comme votre incision cutanée a permis d'atteindre son insertion inférieure et de dégager tout son bord externe, vous pouver l'écarter sur toute sa longueur sans le désinsérer.

Quant au fléchisseur superficiel, sous lequel les vaisseaux cubitaux s'engagent, on ne le voit même pas, la plupart du temps; il est probable que ses faisceaux radiaux suivent le mouvement en dehors du long supinateur, tandis que les faisceaux cubitaux sont entraînés par le mouvement en dedans des muscles épitrochléens réclinés.

Si les deux chefs étaient par hasard très rapprochés, ce que nous n'avons pas constaté, et formaient en haut, comme l'indiquent les auteurs, une sorte d'arcade, il suffirait de donner dans cette arcade, de haut en bas, parallèlement aux fibres, quelques coups de sonde cannelée qui sépareraient les deux chefs et feraient apparaître les vaisseaux sur un long parcours.

Mais cette dissociation n'est pas nécessaire d'habitude, et l'on suit la cubitale à la face antérieure du fléchisseur profond, sur une longueur qui varie de cinq à sept centimètres depuis la bifurcation humérale (fig. 25).

On aperçoit également, dans cette exploration, un ou deux centimètres de l'interosseuse, qui est parfois lésée en même temps que la cubitale ou la radiale, et qui, par son volume parfois considérable, peut acquérir une importance chirurgicale de premier ordre.

4° **Traitement des lésions vasculaires.** — Pas de suture sur les petits vaisseaux. Ligature en cas de plaies; extirpation des anévrysmes; résection des segments thrombosés.

5° **Reconstitution anatomique.** — Les manœuvres d'exploration n'ont rien détruit, n'ont diminué la valeur fonctionnelle d'aucun muscle. Aucun faisceau n'est coupé, aucun n'est énervé. Il suffit pour reconstituer parfaitement la région, si l'on ne draine pas, de suturer l'aponévrose superficielle et la peau.

IX

LE TRONC AXILLO-SOUS-CLAVIER

LE TRONC AXILLO-SOUS-CLAVIER

(Portion extra-scalénique des vaisseaux sous-claviers, paquet vasculaire axillaire et ses branches.)

CONSIDÉRATIONS GÉNÉRALES

Les classiques décrivent, pour aborder les divers segments du tronc axillo-sous-clavier, de la sortie des scalènes à l'origine de l'humérale, trois voies d'accès différentes et d'indications limitées : incision sus-claviculaire pour la portion extra scalénique du paquet sous-clavier, incision sous-clavière pour la partie haute des vaisseaux axillaires, incision axillaire proprement dite pour leur segment terminal.

Seule cette dernière voie donne un jour suffisant pour une facile intervention. Encore faudra-t-il, avant l'acte opératoire, avoir la certitude du siège et de la limitation des lésions à la partie basse du paquet axillaire.

Les deux premières techniques obligent le chirurgien à opérer au fond d'un puits d'une difficulté d'accès accrue par *la présence de la clavicule.* Ces incisions classiques perpendiculaires au trajet des vaisseaux ne pourront les découvrir que sur quelques centimètres. La portion moyenne de l'axillaire, sa partie rétro-claviculaire sont presque inaccessibles par ces procédés.

Des tentatives ont été faites pour tourner ces obstacles.

Certains branchent sur l'incision sous-claviculaire une section verticale de la paroi antérieure du creux de l'aisselle passant par le sillon delto-pectoral. On peut ainsi rabattre en dedans une partie de cette paroi. Il sera désormais plus facile de pénétrer dans le creux de l'aisselle, mais les vaisseaux resteront toujours dans la profondeur d'un trou.

Quelques opérateurs complètent l'incision inter-delto-pectorale par la résection de la partie moyenne de la clavicule, créant ainsi ce qu'ils appellent la voie clavi-transpectorale. Cette technique, plus audacieuse, prête aux mêmes critiques, la cavité du creux axillaire ne s'effaçant qu'après la section complète du tendon d'insertion du grand pectoral sur l'humérus.

Les mêmes difficultés se présentent à ceux qui, coupant le tendon du grand pectoral, conservent l'intégrité de la clavicule.

Chacune de ces méthodes a des avantages incontestables devant des éventualités cliniques limitées, mais elles ne permettent d'aborder largement qu'une portion du tronc axillo-sous-clavier. Les cas sont fréquents où il est nécessaire d'avoir en quelque sorte sous la main toute sa longueur, soit pour la commodité des manœuvres ultérieures, soit parce qu'on ignore à l'avance l'endroit exact où se trouve la lésion vasculaire.

II. Le chirurgien interviendra, en effet, soit pour poser des *ligatures* après une plaie vasculaire traumatique, soit pour traiter un *anévrisme* artériel ou artério-veineux. Dans la première éventualité, le diagnostic exact du siège de la lésion sera rarement posé. L'opérateur, pressé par l'abondance de l'hémorragie, est conduit par la nécessité à se donner du jour comme il peut. D'où incisions désordonnées, perte de temps.

Les mêmes difficultés se présentent pour le diagnostic de

siège des anévrismes. Ils peuvent être développés sur des collatérales, siéger sous la clavicule (anévrismes sous-clavi-axillaires.)

En outre le calibre de ces troncs est tel qu'ils fourniront parfois la possibilité d'une *chirurgie conservatrice* : suture, endo-anévrismorraphie. Pour la mener à bonne fin l'habileté chirurgicale est insuffisante. Il faut voir parfaitement les vaisseaux sur une grande longueur, il faut pouvoir les libérer des troncs nerveux importants qui les entourent, il faut pouvoir les manier facilement.

Pour ce faire une nouvelle technique s'impose. Elle doit être rapide, facile à exécuter, donner un jour considérable sur *toute la longueur du tronc axillo-sous-clavier*.

Pratiquée délibérément elle permet, en réalité, de gagner un temps précieux, elle transforme en une opération réglée ce qui n'est trop souvent, même en des mains exercées, qu'une lutte aveugle et brutale contre une hémorragie dramatique.

Mutilante en apparence, elle se prête à une reconstitution anatomique et fonctionnelle parfaite de la région.

TECHNIQUE OPÉRATOIRE

1° **Position du blessé.** — Le blessé est couché sur le dos, l'épaule portant à faux sur le bord de la table. Un drap roulé, peu épais, est glissé sous le dos, le plus près possible de la colonne vertébrale et parallèlement à elle, de façon à permettre les mouvements de l'omoplate. La face est tournée du côté opposé pour faire sailllir le bord externe du sterno-cléido-mastoïdien. Un aide placé vers l'extrémité du membre supérieur le tient à deux mains, le coude légèrement écarté du tronc, mais toujours à sa hauteur, l'avant-bras fléchi et renversé en dehors pour mettre en tension tous les éléments anatomiques de la paroi antérieure de l'aisselle.

2° **Incision cutanée.** — Menez, parallèlement au bord supérieur de la clavicule et à 1 centimètre au-dessus d'elle, une incision qui commencera en dedans au niveau des fibres

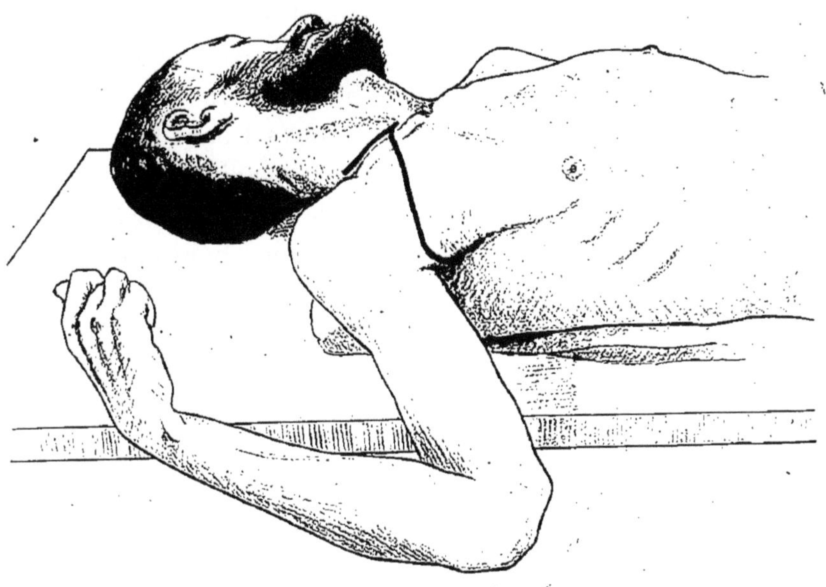

Fig. 24. — Tracé de l'incision.

les plus externes du sterno-cléido-mastoïdien, c'est-à-dire à 5 centimètres environ de l'articulation sterno-claviculaire. Poursuivez-la en dehors sur une longueur de 8 centimètres. Le bistouri incisera la peau et la peau seulement. Il serait pour l'instant inutile et parfois périlleux d'aller plus profondément. Sur cette incision horizontale branchez une section verticale des téguments. Elle partira en haut à 1 centimètre en dehors de la terminaison interne de la ligne précédente, et descendra en ligne droite jusqu'à la saillie inférieure du grand pectoral qu'elle contournera à un travers de doigt en dedans du point où ce relief vient mourir sur le bras. Elle se terminera au sommet du creux de l'aisselle (fig. 24).

3° **Section du plan musculo-ostéo-aponévrotique.** — Dans un nouveau temps, et en restant toujours dans la direction de l'incision cutanée, sectionner franchement le pectoral dans toute sa hauteur, tendon compris, de son insertion claviculaire à son bord inférieur. Une légère abduction du bras et la rétraction des fibres mettent aussitôt à découvert dans le fond de la plaie le plan fibro-musculaire clavi-coraco-axillaire. Avec la pointe du bistouri ou le bec de la sonde cannelée on fait, au-dessous de son bord inférieur saillant, une boutonnière dans laquelle il est facile d'insinuer l'index. Pulpe en haut, on l'enfonce hardiment dans le creux de l'aisselle jusqu'à arriver au contact de la face inférieure de la clavicule. Sur lui et avec les ciseaux on coupe ce nouveau plan musculo-aponévrotique (fig. 25). Une branche pectorale de l'acromio-thoracique donne-t-elle à ce moment? on place rapidement deux pinces hémostatiques. On saisit alors une rugine et l'on dénude sur une faible largeur le pourtour de la clavicule au point où se rencontrent les deux incisions cutanées, verticale et horizontale. Avec cet instrument prudemment manié, il est impossible de léser la veine sous-clavière. Soit avec la scie de Gigli, soit même avec une simple cisaille ou le costotome, comme nous l'avons fait quelquefois, on coupe la clavicule qui est ainsi divisée à 4 centimètres au maximum de son extrémité interne (fig. 26.)

EXPLICATION DE LA FIGURE 25

Section des muscles et de la clavicule. — *Le grand pectoral a été sectionné. L'index charge le plan fibro-musculaire clavi-coraco-axillaire que l'on va couper. La position de la scie de Gigli indique le point où sera sectionnée la clavicule.*

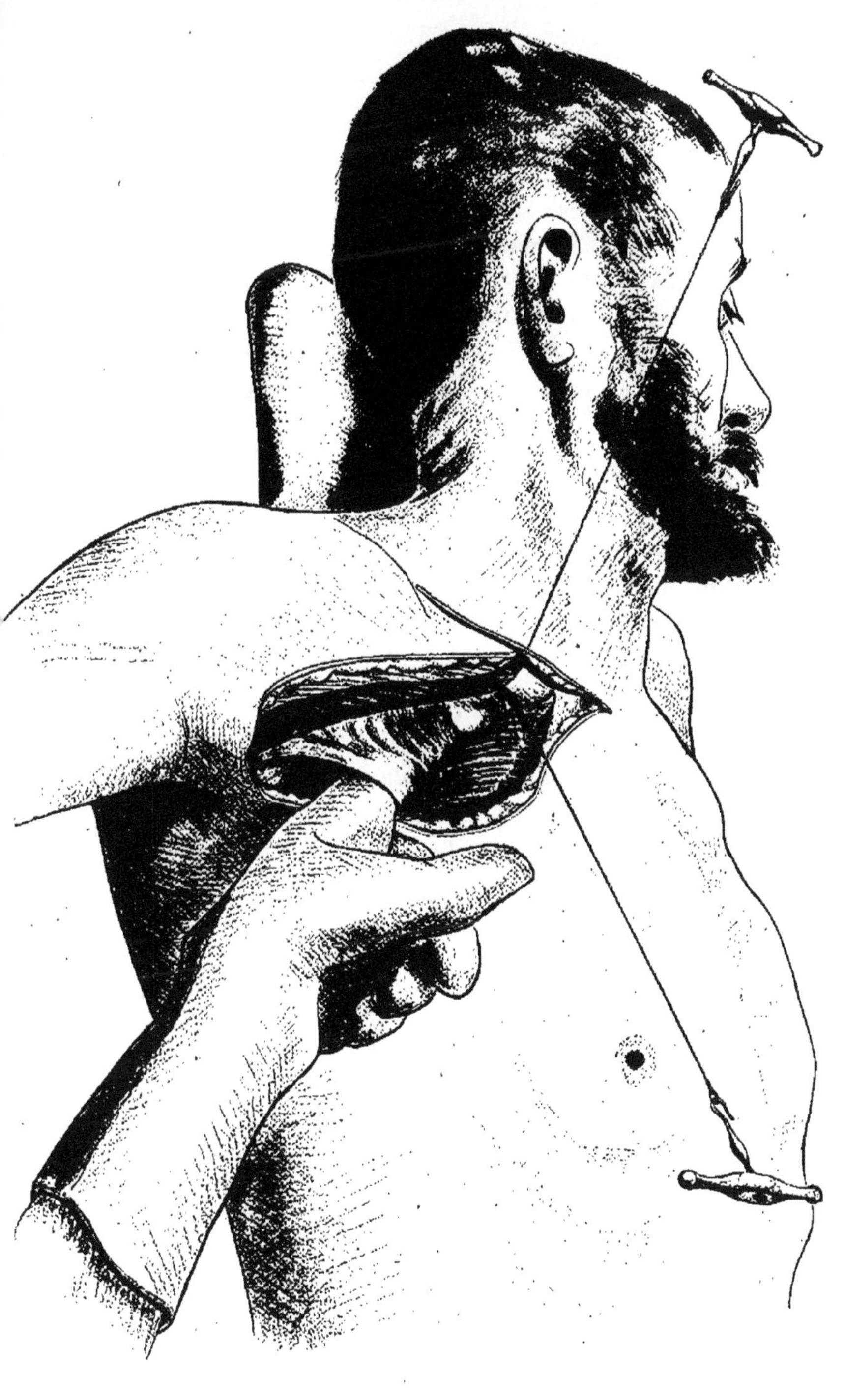

4° **Exposition des vaisseaux et des nerfs**. — On voit aussitôt, sous le simple poids du membre, le creux de l'aisselle s'ouvrir comme un livre. Parfois, quelques fibres du sous-clavier ou de sa gaine aponévrotique persistent encore, qu'il est possible de sectionner sans danger, parce qu'on opère à ciel ouvert et parce que leur tension les fait céder facilement sous la lame. L'aide, tout en ne s'opposant pas à la chute de l'épaule, et en l'exagérant même par la bascule en dehors de l'avant-bras, doit maintenir le coude à la hauteur du tronc pour relâcher le paquet vasculo-nerveux.

On a dès ce moment un jour considérable non seulement sur le creux de l'aisselle qui, complètement étalé, présente à l'opérateur son contenu aussi largement que le sont les vaisseaux fémoraux dans le triangle de Scarpa, mais encore sur le creux sus-claviculaire (fig. 26). Un écarteur glissé en bonne place permet, en refoulant en haut les téguments du cou avec l'aponévrose cervicale moyenne, de le découvrir encore plus largement.

Par cette technique, on est à l'abri de tout accident opératoire. Jamais les éléments du paquet vasculo-nerveux axillo-sous-clavier ne sont menacés; on ne voit pas la veine céphalique, pas plus que la jugulaire externe qui est entraînée avec l'aponévrose cervicale moyenne. Par contre, on a sous les yeux l'artère et la veine sous-clavières dès le bord du scalène antérieur qu'on aperçoit dans l'angle supéro-interne de la plaie. Les vaisseaux axillaires sont suivis jusqu'à leur péné-

---

EXPLICATION DE LA FIGURE 26

Exposition du paquet vasculo-nerveux. — *Les pectoraux et le plan fibreux sont coupés, la clavicule sectionnée en dedans. On voit émerger la veine en avant du scalène antérieur, l'artère en arrière, avec le plexus brachial.*

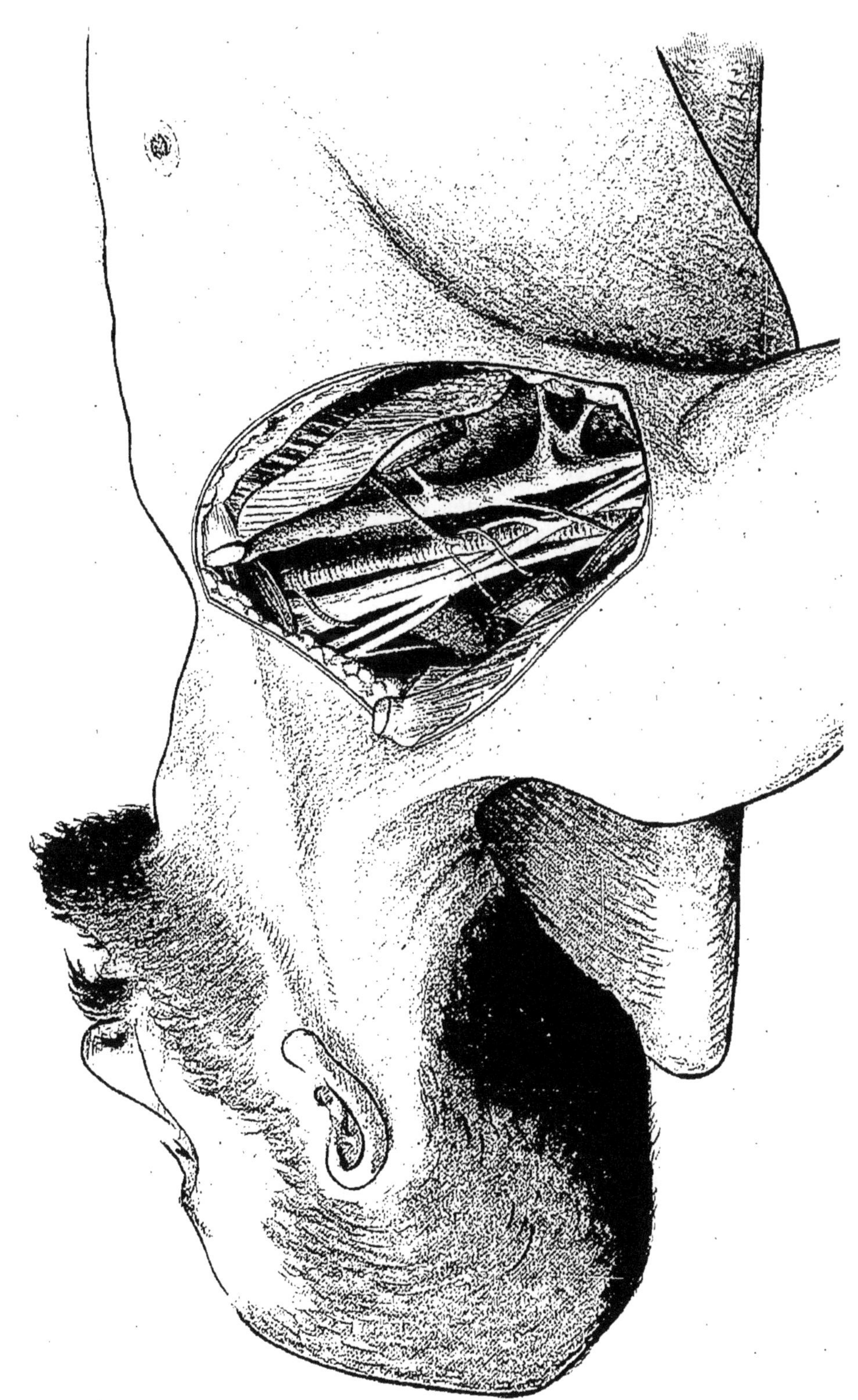

tration dans le bras. Toutes les collatérales de l'axillaire sont directement accessibles et peuvent être suivies assez loin. Le plexus brachial et ses branches se présentent à la vue dans leur ensemble aussi nettement que dans une préparation anatomique (fig. 26).

Le tout a demandé deux à trois minutes pour être mené à bonne fin. Malgré la brèche considérable réalisée, pas un seul organe important n'a subi une atteinte qui ne puisse être réparée. Le couvercle du creux sus-claviculaire simplement refoulé en haut reprendra facilement sa place, avec tous ses éléments intacts, dès l'opération terminée. La clavicule, nettement sectionnée en un seul point, sera très aisément coaptée par un simple fil métallique. L'innervation du grand et du petit pectoral est respectée au maximum.

Mais il est nécessaire, capital, si l'on veut avoir le jour désiré : 1° de *couper la clavicule le plus près possible de son extrémité interne*, presque au ras du chef claviculaire du sterno-cléido-mastoïdien. Le fragment interne reste pratiquement très peu mobilisable. Les vaisseaux sous-claviers ayant en réalité un trajet rétro-claviculaire dans presque tout leur parcours, seule, la bascule en dehors du fragment externe pourra les découvrir. 2° Cette bascule en dehors de la clavicule ne s'obtiendra que si la section de toute la paroi antérieure de l'aisselle est complète. Il faut donc de toute nécessité *couper le grand pectoral dans toute sa hauteur*. Dans nos premières interventions la section de la clavicule précédait celle du pectoral. Nous avions remarqué que, tant que l'insertion humérale du pectoral était reliée encore par quelques fibres au corps charnu du muscle, les fragments claviculaires ne s'écartaient pas de plus d'un travers de doigt. Les creux sous-clavier et sus-claviculaire restaient des creux, la section de la clavicule donnait un bénéfice chirurgicalement insuffisant.

Pendant l'acte opératoire proprement dit sur le tronc axillo-sous-clavier, il sera bon de faire relever, par l'aide, le coude du patient. On obtient ainsi un relâchement des troncs vasculaires et nerveux, d'où une plus grande facilité à en traiter les lésions.

5° **Reconstitution de la région.** — L'intervention terminée, la reconstitution anatomique de la région sera réalisée. Pour ce faire on commencera par coapter les deux segments claviculaires, mis en contact par l'aide qui soulève l'épaule. Deux trous avec le perforateur à main et un fil de bronze en viendront parfaitement et rapidement à bout. Un surjet au catgut affrontera les deux tranches du petit pectoral. Celles du grand pectoral seront rapprochées par trois ou quatre points en U serrés modérément. On soignera tout spécialement la reconstitution du tendon du grand pectoral.

Les téguments seront suturés au crin, sauf, s'il est nécessaire, dans leur courte portion rétro-pectorale où, par la boutonnière conservée, un drain sera placé qui répondra au point déclive. A cette reconstitution anatomique répond une récupération fonctionnelle complète des mouvements de l'épaule.

X

LES GROS TRONCS DE LA BASE DU COU ET LEUR TRAJET INTRA-THORACIQUE

LES GROS TRONCS DE LA BASE DU COU ET LEUR TRAJET INTRA-THORACIQUE

A DROITE : veine cave supérieure, veine innominée droite, tronc artériel brachio-céphalique et sa bifurcation;
A GAUCHE : veine innominée gauche, carotide primitive gauche et sous-clavière gauche en dedans des scalènes.

CONSIDÉRATIONS GÉNÉRALES

Les *anévrismes* des gros troncs artériels qui émergent de la crosse de l'aorte sont assez fréquents. Leur pronostic est à juste titre considéré comme des plus graves. Seule une intervention chirurgicale radicale peut ici donner des guérisons définitives. La ligature en aval est le plus souvent insuffisante. La double ligature en amont et en aval est préférable mais ne donne de vraiment bons résultats que si elle est accompagnée de l'*extirpation* du sac. Bien plus, il faut avec les progrès de la technique vasculaire tenter, chaque fois qu'il sera possible, de réparer le vaisseau par une suture après l'extirpation. C'est là évidemment une chirurgie très difficile mais qui, en tout état de cause, ne fait pas courir à l'opéré des risques supérieurs à ceux de la maladie abandonnée à elle-même. Encore faut-il, pour avoir le droit de l'entreprendre, posséder une technique précise et bien réglée. M. Pierre

Duval en a posé les fondements dès 1910. Il a pu présenter à cette date devant la Société de chirurgie deux de ses opérés guéris. C'est sa méthode que nous décrirons ici.

II. Malgré qu'ils soient relativement protégés par *le plastron sterno-costo-claviculaire*, les gros vaisseaux de la base du cou n'échappent pas aux agents vulnérants. Sans doute, leur blessure est le plus souvent suivie de mort immédiate, mais les chirurgiens ont eu cependant à observer pendant cette guerre quelques cas de plaies étroites. Elles peuvent exceptionnellement se présenter sous la forme de plaies sèches. Le plus souvent on se trouvera en présence d'un hématome diffus artériel ou artério-veineux infiltré dans le médiastin supérieur et la base du cou. Si la plèvre est ouverte en même temps que le vaisseau il pourra se produire un hémothorax en quelque sorte providentiel, car il arrêtera provisoirement l'hémorragie par sa pression (Makins-Sencert).

Mais chacune de ces éventualités ne constitue par elle-même qu'une étape avant l'issue fatale obligatoire. Il faut intervenir de toute nécessité et fermer la plaie vasculaire, quel que soit son siège, si l'on veut essayer de prévenir l'hémorragie secondaire fatale et qui sera sûrement mortelle.

Nous répétons que c'est là une *intervention très grave et très difficile*. Seul un chirurgien consommé pourra la mener à bonne fin.

TECHNIQUE OPÉRATOIRE

1° **Position du blessé.** — Il sera couché sur le dos avec un drap roulé entre les deux épaules de manière à ce qu'elles portent à faux et que la tête soit en extension. Sentir, ce qui est toujours facile, l'extrémité interne de la clavicule, la fourchette sternale, l'extrémité antérieure des deux premières côtes. Délimiter aussi l'articulation de la première pièce du sternum avec le corps. Si on ne peut la percevoir à la palpation se rappeler qu'elle répond à l'insertion sternale du cartilage de la deuxième côte.

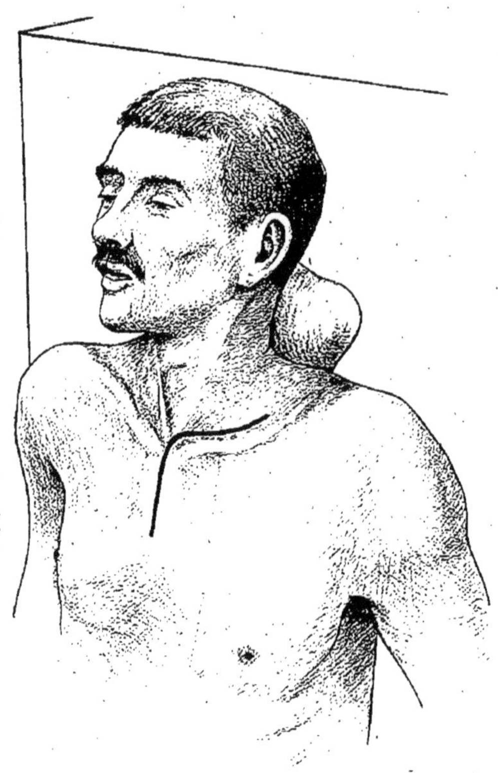

Fig. 27. — Tracé de l'incision.

2° **Incision cutanée.** — Commencer exactement sur la ligne médiane, au niveau de l'articulation du manubrium avec le corps du sternum. Remonter verticalement et toujours médian jusqu'à la fourchette sternale. Ne pas sectionner la peau seulement, mais enfoncer à fond le bistouri pour arriver jusqu'au squelette. On coupe ainsi le surtout fibreux épais qui matelasse le sternum. Puis, en n'intéressant désormais que la peau, pénétrer dans le creux sus sternal et arrondir l'incision qui deviendra franchement transversale et parallèle à la face supérieure de la clavicule. Elle se tiendra à un gros travers de doigt en dessus d'elle et se terminera en dehors en un point qui répondra, au maximum, au milieu de la clavicule (fig. 27).

3° **Section des muscles.** — Il faut ensuite sectionner les deux chefs sternal et claviculaire du sterno-cléido-mastoïdien, mais à une distance telle de leur insertion que le moignon inférieur musculo-tendineux conservé se prête, l'opération terminée, à une suture facile des tranches. Ce muscle peut être coupé directement au bistouri. Il sera plus prudent de le charger tout entier sur le doigt glissé par une boutonnière faite à l'aponévrose sur son bord interne et qui, enfoncé plus loin, aidera aussi à la section de l'aponévrose cervicale superficielle sur une courte distance en dehors du muscle.

Sur un plan plus profond, et dans l'angle interne de la plaie, on voit un deuxième groupe de muscles à trajet ascendant. Ce sont, l'un recouvrant l'autre, le sterno-hyoïdien et le sterno-thyroïdien. Les couper à leur tour, prudemment, de préférence sur la sonde cannelée glissée sous leur face profonde.

Pendant ces diverses sections musculaires faire fléchir la tête par un aide. Les muscles relâchés seront plus aisément isolés et moins intimement accolés aux vaisseaux sous-jacents.

4° **Section du squelette.** — Commencer par la clavicule. Avec une rugine on en dénude le pourtour sur une faible largeur, là où s'arrête l'incision cutanée, et on la coupe avec la scie de Gigli (fig. 28).

Prendre ciseau et marteau et à petits coups faire sur le sternum une première section verticale répondant à l'incision cutanée, c'est-à-dire allant sur la ligne médiane de la fourchette jusqu'au niveau du bord supérieur du deuxième cartilage costal. Sur la terminaison inférieure de cette section osseuse on en branche une seconde, transversale, qui coupera le court segment de l'hemi-sternum (fig. 28).

Le volet angulaire ainsi limité ne tient plus, du moins quant au squelette, que par le cartilage de la première côte.

Recliner en dehors, en le libérant au besoin avec le bistouri, le lambeau cutané. Arrêter ce décollement dès que sera devenue accessible l'articulation chondro-costale de la première côte. Prudemment, avec la pointe du bistouri, couper le cartilage costal le plus loin possible du sternum afin de passer si possible en dehors du puissant ligament costo-claviculaire (fig. 29). Cette manœuvre ne pourra se faire qu'à travers les fibres du grand pectoral.

5° **Rabattement du volet ostéo-musculaire.** — Un volet angulaire vient d'être sculpté dans le thorax. Il comprend la moitié interne de la clavicule, la moitié du manubrium, le premier cartilage costal. Tous les moyens d'union de la clavicule avec la cage thoracique ont été respectés : articulation sterno-claviculaire, ligament costo-claviculaire. Faire basculer le volet tout d'une pièce autour de sa base externe, seule adhérente par l'intégrité de la peau et des muscles. Pour ce faire, accrocher son sommet, qui répond à l'articulation interne de la clavicule, par un doigt glissé au fond du creux sus-sternal. Il faudra parfois insinuer dans la section osseuse médio-sternale un ciseau qui remplira l'office de levier.

La bascule du volet se fera doucement et lentement. Il faut, pendant qu'elle s'accomplit, libérer sa face profonde de tous les organes intra-thoraciques qui, normalement ou pathologiquement peuvent lui adhérer. On isolera ainsi très soigneusement en haut, le gros tronc veineux brachio-céphalique qui est fixé à la clavicule par l'aponévrose cervicale moyenne. Plus bas et en dehors ce sera le décollement du dôme pleural dont le feuillet pariétal est très mince à ce niveau. Au devant

---

EXPLICATION DE LA FIGURE 28

Taille du volet ostéo-musculaire. — *Une scie de Gigli coupe la clavicule. Sur le sternum est déjà marquée une section verticale médiane; le ciseau entame l'os transversalement.*

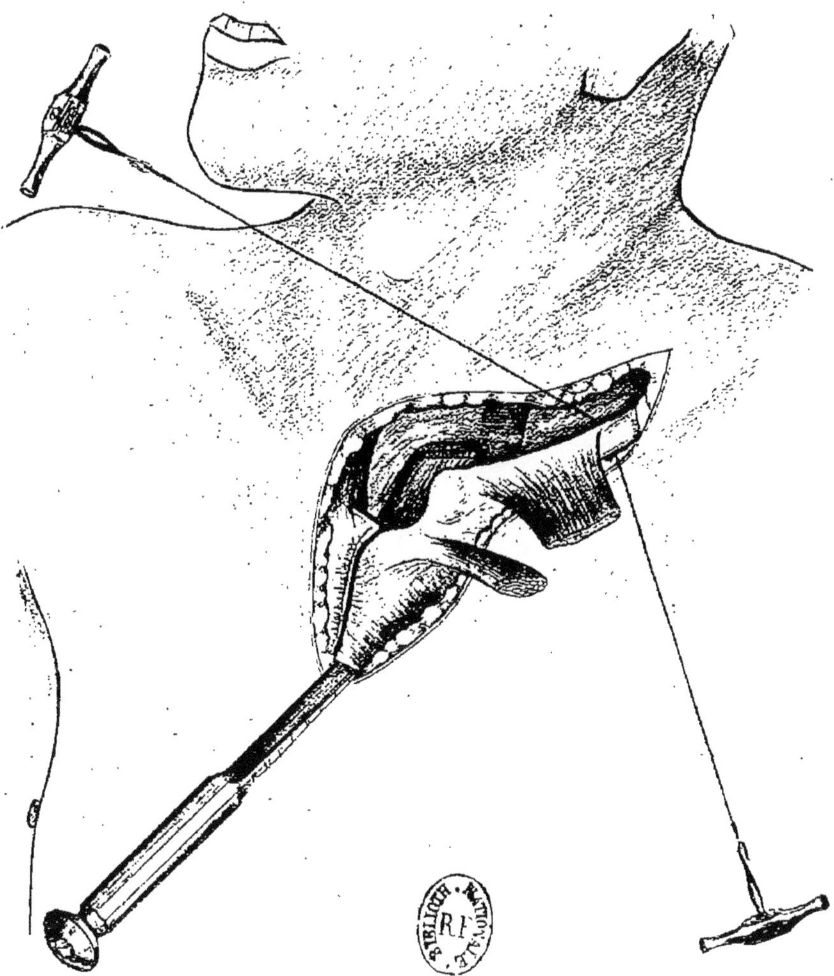

Fig. 28. — Taille du volet.

de lui on voit descendre les vaisseaux mammaires internes qu'il faut respecter.

6° **Exposition de la région.** — Les troncs vasculaires que l'on apercevra au fond de la brèche que nous venons de créer

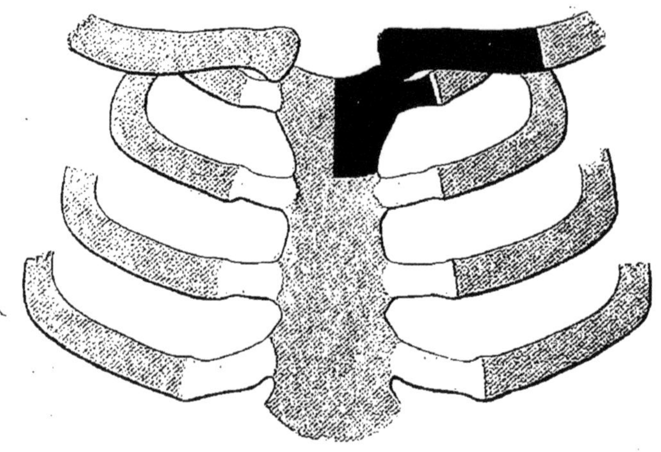

Fig. 29. — Schéma montrant, en noir, les limites du volet osseux sur la clavicule, le sternum et le premier cartilage costal.

seront différents suivant que l'opération aura été faite à gauche ou à droite. *A gauche*, le champ opératoire sera traversé transversalement par le tronc veineux brachio-céphalique parfois aussi gros que le pouce. Plus en dehors, on aura exposé l'énorme carrefour veineux formé par la confluence de la veine brachio-céphalique, de la jugulaire interne, de la sous-

---

EXPLICATION DE LA FIGURE 30

Exposition des vaisseaux. — *Le volet rabattu en bas, on voit la trachée, un vestige de thymus, la veine innominée gauche réclinée par l'écarteur, avec les veines jugulaire interne et sous-calvière, l'origine du tronc brachio-céphalique artériel; la carotide primitive et l'artère sous-clavière gauches; profondément, on devine la crosse de l'aorte.*

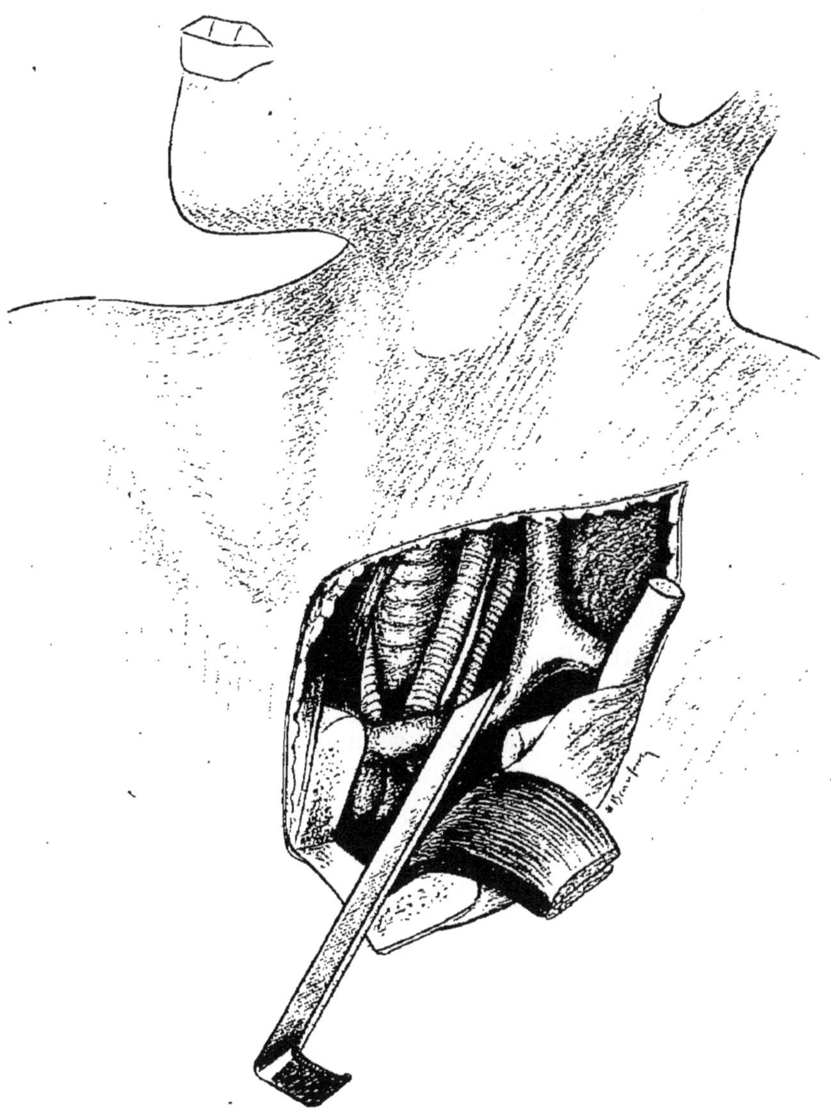

Fig. 30. — Exposition des vaisseaux.

clavière, de la jugulaire externe et de la vertébrale. Les gros troncs artériels sont placés en arrière, d'où, pour les aborder plus facilement et avec des risques moindres, la nécessité de refouler avec un écarteur les troncs veineux tantôt en haut et en dedans, tantôt en dehors et en bas. On rend ainsi accessible la face gauche de la crosse de l'aorte, la première portion de la carotide primitive sur une longueur de quatre à cinq centimètres, le tronc de la sous-clavière gauche jusqu'à ce qu'elle disparaisse entre les scalènes. La crosse de l'aorte étant beaucoup plus antéro-postérieure que transversale, cette partie de la sous-clavière sera très profondément située en arrière de la carotide (fig. 30). Pneumogastrique, phrénique, nerfs cardiaques, crosse du canal thoracique se trouvent dans le champ opératoire.

A droite, la grosse fourche veineuse formée par les deux troncs brachio-céphalique et la veine cave supérieure apparaîtra dès le volet rabattu. En arrière, le gros tronc artériel brachio-céphalique et sa bifurcation seront suivis facilement depuis la crosse de l'aorte d'où il émerge sur un plan plus antérieur que les grosses artères gauches.

Il peut arriver de trouver, soit à droite, soit à gauche, et devant la partie interne des troncs veineux, une masse molle, de volume variable, verticale. Penser à la persistance du thymus. Il est facile à refouler.

7° **Reconstitution de la région.** — Elle est aussi simple à réaliser que fonctionnellement parfaite dans ses résultats : Elle se réduit à quatre temps : 1° rabattre le volet ostéo-musculaire autour de sa charnière inféro-externe ; 2° mettre deux fils métalliques sur la section de la clavicule, et sur la section médio-sternale ; 3° affronter au catgut les tranches du sterno-thyroïdien, du sterno-hyoïdien et des deux chefs du sterno-cléido-mastoïdien ; 4° placer des crins sur la peau.

XI

CAROTIDE PRIMITIVE ET JUGULAIRE INTERNE, DE LA CLAVICULE AU BORD SUPÉRIEUR DU CARTILAGE THYROÏDE

CAROTIDE PRIMITIVE ET JUGULAIRE INTERNE, DE LA CLAVICULE AU BORD SUPÉRIEUR DU CARTILAGE THYROÏDE

CONSIDÉRATIONS GÉNÉRALES

Il n'est pas de découverte plus facile, à l'amphithéâtre, que celle de la jugulaire interne et de la carotide primitive; aucune difficulté de technique, aucun muscle à traverser, aucun faux interstice à éviter, dissection facile, absence de branches secondaires gênantes....

La « médecine opératoire » de ces vaisseaux est donc des plus simples. Mais nulle part autant qu'ici on ne s'aperçoit que la réalité, je veux dire la vraie chirurgie sur le vivant, n'a rien de commun avec les exercices réglés de laboratoire. Et l'on peut dire que la méthode classique de découverte n'a guère qu'une application en clinique : l'exposition des vaisseaux intacts, et que l'on sait d'avance intacts.

Considérons, par contre, les éventualités qui nécessitent le plus souvent une opération sur la carotide primitive et la jugulaire interne.

Quelquefois il s'agit d'une plaie récente. On aurait tort de croire qu'une ouverture de vaisseaux aussi considérables entraîne fatalement la mort; l'ouverture peut s'obturer spontanément, tout au moins d'une façon provisoire; l'un de nous a décrit ces « plaies vasculaires sèches », et a publié (*Revue de chirurgie*, septembre-octobre 1916) une section complète de la jugulaire interne et de la carotide primitive sans la moindre hémorragie externe ou interstitielle. Or, le sang, sous l'influence d'une simple pression, peut jaillir brusquement pendant l'opération, qui devient alors très dramatique, d'autant que l'infiltration œdémateuse ou sanguine des tuniques rend la dissection malaisée ou impossible an niveau de la plaie.

Dans d'autres cas, il s'agit d'un anévrysme, anévrysme diffus simple, anévrysme artério-veineux. La dissection et l'extirpation des pseudo-sacs sont d'une difficulté considérable et exigent un très grand jour; cela s'impose tellement que nous croyons inutile d'y insister.

La dissection des ganglions carotidiens (ganglions suppurés tuberculeux, ganglions néoplasiques) nécessite également une exposition large des gros vaisseaux. Leur extirpation par l'incision classique de découverte des vaisseaux serait le plus souvent impossible et toujours, pour le moins, fort dangereuse. Mieux vaut, dans ces opérations, étaler la région à opérer que risquer de blesser un gros vaisseau en allant sur lui à l'aveugle.

Tous les dangers que comportent les opérations sur la carotide primitive et la jugulaire interne sont des dangers vitaux. Combien de malades ou de blessés ont succombé sur la table d'opération, parce que le chirurgien, surpris par une hémorragie brusque et violente, n'a pu que crocher au hasard, au fond de la plaie étroite, quelques pinces à forcipressure? Le sang jaillit, le champ opératoire est aveuglé, et lorsqu'on se décide enfin à se donner le jour nécessaire, il est souvent trop tard.

B. Pourquoi l'incision classique est-elle insuffisante? Et quel est l'obstacle à l'exposition large du vaisseau? C'est la masse épaisse, peu mobilisable, du sterno-cléido-mastoïdien, qui masque le paquet vasculo-nerveux. C'est de lui qu'il faudra se débarrasser.

Nous nous en débarrasserons avec le minimum de dommage possible, et en nous ménageant la possibilité d'une réparation complète. Mais il faut dire très haut que, même si le sacrifice devait être important, on ne devrait pas hésiter; il ne s'agit plus ici de savoir si l'opéré récupérera fonctionnellement un muscle, mais de savoir s'il sortira vivant de la salle d'opérations.

Pour ménager au maximum la fonction du sterno-cléido-mastoïdien, qu'il faut couper, nous avons adopté la section du muscle au niveau de ses attaches inférieures, et cela pour plusieurs raisons.

1° L'épaisseur du muscle va en diminuant de haut en bas, surtout pour le chef sternal, qui n'est plus, à sa terminaison, qu'un tendon entouré de quelques fibres rouges. Il n'est donc pas nécessaire, pour le couper, de fendre transversalement une grande épaisseur de tissus, comme il faudrait le faire à la partie moyenne;

2° Un élément fibreux et tendineux est beaucoup plus facilement réparable que des éléments musculaires; les points posés sur un muscle dans le sens des fibres déchirent ces fibres, tandis qu'ils tiennent bien sur un tendon;

3° En coupant le muscle près de ses attaches inférieures, on ne l'énerve pas, puisque la branche externe du spinal qui innerve le sterno-cléido-mastoïdien pénètre dans sa masse au niveau du tiers moyen.

TECHNIQUE OPÉRATOIRE

Le blessé est anesthésié à fond. Un drap roulé est passé sous

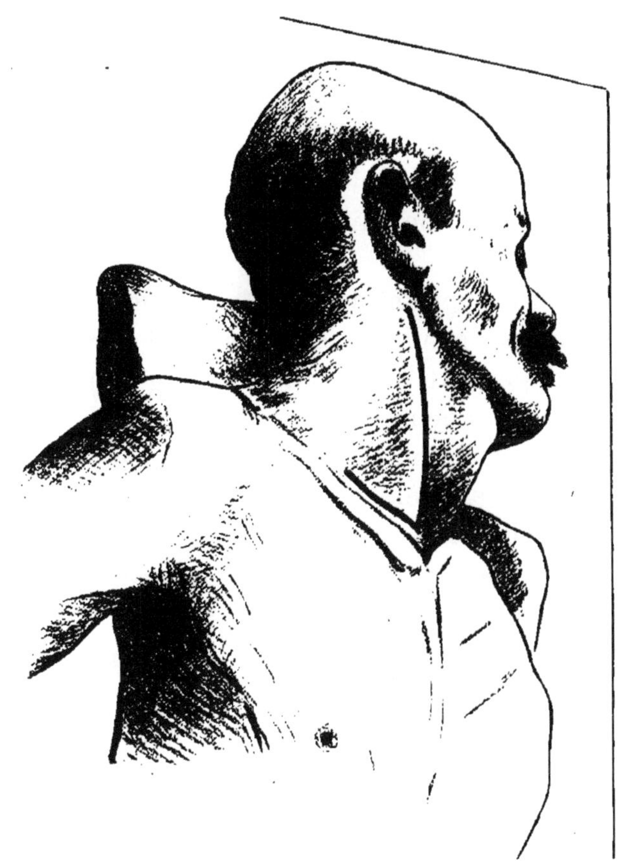

Fig. 31. — Tracé de l'incision.

ses épaules, de façon à rendre plus saillante la face antérieure du cou. La face est tournée fortement du côté opposé à celui où l'on opère.

1° **Incision cutanée.** — Reconnaissez la corde épaisse formée par le bord antérieur du sterno-cléido-mastoïdien; elle est tendue par la rotation de la tête et facilement repérable. Entre elle et le conduit laryngo-trachéal saillant sur la ligne médiane, existe une dépression profonde, dans laquelle les doigts peuvent s'enfoncer.

C'est cette gouttière qui donnera la direction de la première portion de l'incision cutanée.

Coupez la peau, sur la ligne indiquée, depuis la pointe de la mastoïde jusqu'à l'insertion du faisceau sternal sur le sternum.

Puis, changeant brusquement de direction, incisez les téguments horizontalement, en suivant le bord supérieur de la clavicule, et allez ainsi jusqu'au milieu de cet os (fig. 31).

L'incision, on le voit, a deux portions, l'une oblique en bas et en dedans, l'autre horizontale; elles se rejoignent à angle aigu sur la fourchette sternale.

En arrivant au milieu de la clavicule, on voit le tronc, assez volumineux, de la jugulaire externe; il n'est pas nécessaire d'y toucher.

2° **Taille du volet musculo-cutané.** — D'un bout à l'autre de l'incision descendante, fendez le peaucier et l'aponévrose, cette dernière sur le bord antérieur du sterno-cléido-mastoïdien.

Écartez doucement les bords de la brèche aponévrotique, de façon à bien voir le bord antérieur du muscle. Introduisez le doigt dans la plaie, poussez-le vers la face profonde du sterno-cléido-mastoïdien, en tenant la pulpe au contact de ses fibres; vous sentez qu'il se décolle et se laisse attirer en dehors.

Poussez le décollement jusqu'aux limites de l'incision descendante, et dégagez bien, surtout vers le bas, le tendon d'insertion du chef sternal. Il est aisé d'isoler ce chef et de le charger sur l'index. A un centimètre au-dessus de son insertion, coupez-le d'un coup de ciseaux.

Il s'agit maintenant de couper le chef claviculaire du muscle.

Pour cela, il serait imprudent et incommode de sectionner les tissus de l'extérieur à l'intérieur. Il vaut mieux se servir encore de l'index, qui, après section du chef sternal, sera poussé en dehors, s'insinuera sous le chef claviculaire en le décollant prudemment, et le chargera.

On coupera alors aux ciseaux, à un centimètre au-dessus de la clavicule, les insertions du muscle.

Le sterno-cléido-mastoïdien ne tient plus aux tissus sous-jacents que par des adhérences lâches de sa face profonde.

La main s'insinue sous lui, le décolle d'avant en arrière, et le rejette en arrière avec la peau à laquelle il correspond. Le volet musculo-cutané ainsi rabattu a la forme d'un triangle à sommet supérieur. La manœuvre s'exécute d'autant mieux qu'ayant incisé plus haut, vous avez sectionné la bandelette fibreuse sterno-maxillaire tendue du muscle à l'angle de la mâchoire.

Immédiatement apparaît un ruban aplati traversant obliquement l'espace dénudé : c'est l'omo-hyoïdien, avec ses deux faisceaux musculaires séparés par un segment tendineux.

Il n'est pas nécessaire de le sectionner, car il se laisse facilement récliner, selon les cas, en bas ou en haut, et ne gêne pas les manœuvres sur les vaisseaux, que vous allez maintenant aborder soit au-dessus de lui, soit au-dessous.

3° **Exposition des vaisseaux.** — Au-dessous de l'omo-hyoïdien, dans l'espace triangulaire qu'il circonscrit avec la clavicule et le muscle sterno-hyoïdien, est tendue la mince aponévrose cervicale moyenne. Dissociez-la prudemment par quelques coups de sonde cannelée, et réclinez vers la ligne médiane le muscle sterno-cléido-hyoïdien que l'aponévrose ne maintient plus tendu et qui, de cette façon, ne vous gênera pas.

Dès lors, il n'y a plus de différence entre la partie des vaisseaux sous-jacente à l'omo-hyoïdien et la partie sus-jacente.

La gouttière au fond de laquelle ils se trouvaient est transformée en une surface plane (fig. 52).

Déjà vous apparaît, par places, à travers des lames celluleuses, un cordon irrégulier, bleuâtre, aplati pendant l'inspiration, turgescent pendant l'expiration, boursouflé par places : c'est la veine jugulaire interne. Dégagez-la sur son bord externe.

L'artère est située en dedans d'elle. Sentez-la battre avec le doigt. Prenez une sonde cannelée et, parallèlement aux vaisseaux, très en dedans de la veine, le plus près possible du conduit laryngo-trachéal, dilacérez doucement le tissu cellulaire : le tronc de la carotide primitive ne tardera pas à apparaître, dur et blanchâtre; poursuivez-le en haut et en bas : en haut, vous apercevez sa division en carotide interne et carotide externe; en bas, vous le voyez plonger derrière la clavicule. Dans l'angle dièdre postérieur formé par l'accolement de la carotide primitive et de la jugulaire interne, découvrez le cordon du nerf pneumogastique (fig. 52).

Deux obstacles, d'ailleurs peu redoutables, peuvent retarder l'exposition complète : ce sont d'abord les ganglions que fréquemment vous rencontrez le long des vaisseaux, même chez

---

EXPLICATION DE LA FIGURE 52

Exposition des vaisseaux et des nerfs. — *Le sterno-cléido-mastoïdien et le lambeau cutané sont rabattus en dehors. On voit, croisés par l'homo-hyoïdien, la carotide primitive, bifurquée en haut, la jugulaire interne, le pneumogastrique.*

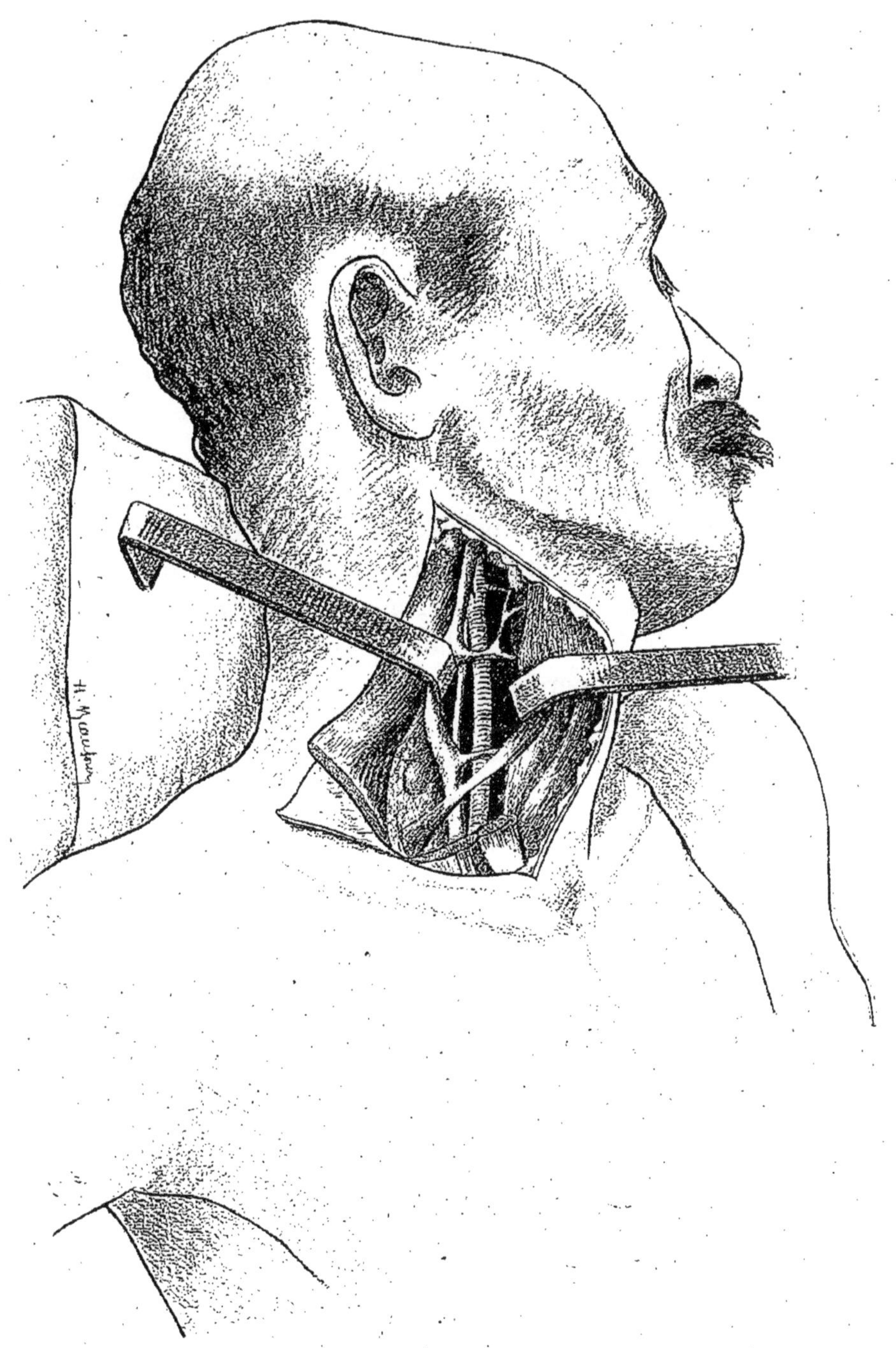

des sujets sains; enlevez-les s'ils vous gênent; c'est ensuite, vers le haut, une série de grosses veines, thyroïdienne, linguale, faciale, qui se jettent dans la jugulaire interne soit isolément, soit par l'intermédiaire d'un tronc commun (tronc veineux thyro-lingo-facial) ; ce tronc peut être le plus souvent respecté; mais sa section entre deux ligatures n'a aucun inconvénient grave.

Si vous soupçonnez une lésion vasculaire, une plaie par exemple, dénudez les vaisseaux au-dessus et au-dessous et passez des fils d'attente, qui vous permettraient, le cas échéant, de juguler une hémorragie.

4° **Traitement des lésions vasculaires.** — La carotide primitive et la jugulaire interne supportent fort bien la ligature. Nous avons lié la carotide primitive une dizaine de fois depuis le début de la guerre, et nous n'avons constaté qu'une seule fois des troubles cérébraux très vagues et très passagers.

La suture vasculaire n'a donc ici que des indications très restreintes (plaies des branches de division, ligature déjà exécutée sur la carotide ou la jugulaire du côté opposé).

Les anévrysmes simples, diffus, artério-veineux, sont généralement traités par l'extirpation après ligatures.

Quelle que soit l'opération pratiquée, l'exposition obtenue par le procédé que nous venons de décrire est assez large pour que l'on puisse parer à toute éventualité.

5° **Reconstitution anatomique.** — Rabattez à sa place normale le lambeau musculo-cutané. Suturez le faisceau claviculaire du sterno par quelques points prenant non seulement les muscles, mais l'aponévrose superficielle qui les rendra plus solides; suturez ensuite le tendon du chef sternal.

S'il est nécessaire de drainer, ne placez aucun corps dur dans la gouttière vasculaire où il risquerait d'ulcérer la jugulaire et la carotide.

XII

LES GROS TRONCS DU COU, DU BORD SUPÉRIEUR DU CARTILAGE THYROÏDE A LA BASE DU CRANE

LES GROS TRONCS DU COU, DU BORD SUPÉRIEUR DU CARTILAGE THYROIDE A LA BASE DU CRANE

Carotide interne, carotide externe et ses branches. Jugulaire interne.

CONSIDÉRATIONS GÉNÉRALES

Ce que nous avons dit de l'exposition de la carotide primitive et de la jugulaire interne en dessous de la bifurcation artérielle nous permettra d'abréger ce chapitre.

Rappelons seulement qu'ici comme dans la portion inférieure du cou, les hémorragies rendent extrêmement impressionnantes les opérations sur les vaisseaux, et qu'il est imprudent de commencer l'intervention sans se ménager d'avance la possibilité d'arrêter le sang s'il se met à couler. Or, la chose est relativement facile pour les carotides, puisque toute la carotide primitive est libre, et peut être coudée au besoin par un fil d'attente passé sous elle; mais les difficultés deviennent plus grandes lorsque la jugulaire interne est lésée dans sa portion haute; trois fois, chez nos blessés, nous avons eu le plus grand mal à maîtriser une hémorragie par ouverture de la veine au niveau de l'angle de la mâchoire; dans un de ces cas, il s'agissait d'une plaie « sèche », obturée par l'éclat d'obus qui l'avait produite, et, l'ayant soupçonnée, nous avions adopté de parti pris une voie d'accès large : nous n'eûmes pas à le regretter, car il nous fut ainsi possible de faire l'hémostase avec infiniment plus de rapidité et d'aisance que dans les deux cas précédents.

Donc, l'ouverture traumatique des gros troncs, ouverture diagnostiquée ou simplement très probable, est une indication de l'exposition large, car l'incision simple sur le bord antérieur du sterno-cléido-mastoïdien donne un jour insuffisant.

Même remarque pour les cas où il s'agit d'un anévrisme ; la dissection et la libération des poches est ici plus difficile encore qu'en bas, parce qu'il y a deux grosses artères, que l'une d'elles donne des collatérales, et que plusieurs veines et nerfs importants traversent la région dans divers sens.

Et l'exposition large est nécessaire encore pour l'extirpation des ganglions et des tumeurs profondes de la région.

B. Les obstacles à l'accès large des vaisseaux à la partie supérieure du cou sont plus nombreux qu'à la partie inférieure.

Le principal, comme en bas, n'est plus uniquement le sterno-cléido-mastoïdien, masse épaisse, et qui ne se laisse écarter qu'assez peu tant que les insertions supérieures ou inférieures subsistent. C'est aussi, c'est surtout le *ventre postérieur du digastrique.*

Mais on est gêné, en outre : par l'angle de la mâchoire, qui fait en arrière une forte saillie ; par la mastoïde, qui limite la vue en haut et en arrière ; plus profondément par la saillie très marquée du tubercule latéral de l'atlas.

Du côté de la mâchoire, il ne faut guère espérer un agrandissement de la voie d'accès ; une résection de cet os aurait des suites fâcheuses, difficilement réparables, et d'ailleurs ce n'est pas lui qui gêne le plus. Il en est de même pour l'apophyse transverse de l'atlas, que nous respecterons.

L'opération que nous allons décrire a pour principe le rabattement en arrière d'un volet ostéo-musculo-cutané, comprenant la pointe de la mastoïde, le sterno-cléido-mastoïdien, et la peau correspondante. Cette façon de procéder est préférable à la section des fibres en plein muscle et à la désinsertion simple : elle permet une réparation plus facile par des points périostiques, et elle donne le maximum de jour. Elle conserve intégralement les filets nerveux du sterno-cléido-mastoïdien.

TECHNIQUE OPÉRATOIRE

Un billot est placé sous les épaules de l'opéré, dont la tête est tournée du côté opposé à celui où l'on opère.

1° **Incision cutanée.** — L'incision commence à quelques millimètres en arrière de la base de la mastoïde, et se dirige en se recourbant vers l'oreille, pour embrasser dans sa concavité toute la partie inférieure de l'apophyse.

Arrivée au sillon rétro-auriculaire, elle descend obliquement sur le cou en suivant le bord antérieur du sterno-cléido-mastoïdien, et s'arrête à trois centimètres au-dessous du niveau du bord supérieur du cartilage thyroïde (fig. 33). Coupez entre 2 pinces ou réclinez la jugulaire externe mise à nu par l'incision.

2° **Établissement du volet ostéo-musculo-cutané.** — Le bistouri coupe sur la mastoïde tous les tissus mous, sauf les fibres du sterno-cléido-mastoïdien qui s'y insèrent. La pointe étant ainsi dégagée avec le faisceau musculaire correspondant, il s'agit de la détacher sur une étendue minime et qui réponde seulement à la zone d'insertion musculaire.

On peut se servir pour cela soit d'un ciseau et d'un maillet, soit d'une scie de Gigli que l'on passe sous le muscle, au ras de l'os. La scie offre plus de sécurité, le ciseau permet d'aller plus vite.

Ayez soin, dans toutes ces manœuvres, de bien raser l'os, pour ne pas risquer de léser le facial.

La pointe mastoïdienne étant détachée, faites la basculer en arrière, avec tout le muscle qui s'y insère (fig. 34), Vous découvrez ainsi largement les plans profonds. De ces plans profonds au muscle, vous voyez se tendre une mince cordelette blan-

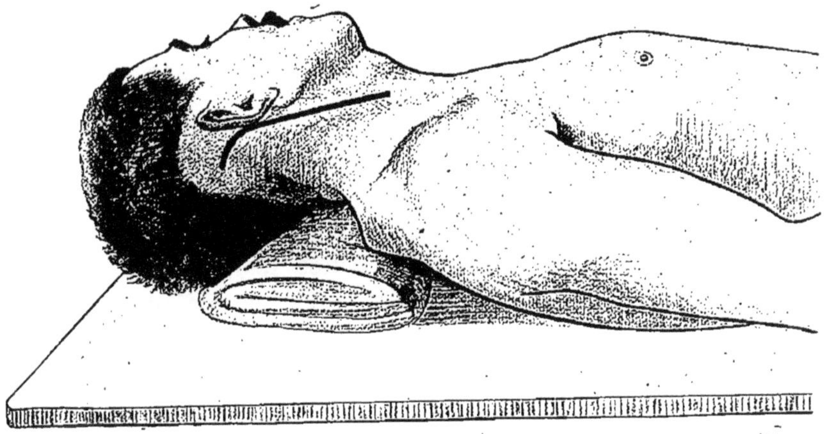

Fig. 33. — Tracé de l'incision.

châtre: c'est la branche postérieure du spinal, qui se jette dans le sterno-cléido-mastoïdien, au niveau de l'angle de la mâchoire.

5° **Section du ventre postérieur du digastrique.** — A la partie supérieure de la plaie, on aperçoit une masse charnue presque transversale, qui émerge derrière la mastoïde et va plonger sous la branche montante du maxillaire inférieur; c'est le ventre postérieur du digastrique, qui masque la gaine vasculaire à ce niveau.

Isolez-le, décollez-le des plans profonds, auxquels il adhère d'ailleurs assez peu, et sectionnez-le prudemment, perpendiculairement à ses fibres; chacun des deux moignons résultant de cette section sera récliné, le moignon antérieur en avant, le moignon postérieur en arrière.

4° **Mise à nu des vaisseaux et des nerfs**. — La veine jugulaire interne apparaît déjà par places, avec ses renflements bleuâtres, aplatis pendant l'inspiration, gonflés de sang pendant l'expiration. Dégagez-la sur son bord externe, et recherchez, en avant et en dedans, les grosses branches, quelquefois réunies en un seul tronc, qui lui viennent de la face, de la langue, et du corps thyroïde (fig. 34).

Quelques coups de sonde cannelée, donnés dans l'axe des vaisseaux, font apparaître, en dedans de la veine, les deux carotides; la carotide externe, un peu en dedans de l'interne, s'en distingue facilement par les branches qu'elle émet, et qu'on aperçoit tout de suite : thyroïdienne supérieure, linguale, faciale, occipitale, etc... (fig. 34).

Le pneumogastrique chemine entre la jugulaire interne et la carotide interne, en arrière des deux vaisseaux, dans l'angle dièdre que forme l'accolement de leurs parois postérieures.

Un peu au-dessous de l'angle de la mâchoire, on distingue un nerf qui, descendant d'abord le long des artères, croise la face antéro-externe de la carotide externe et va disparaître, après un trajet horizontal, sous la mandibule. C'est le grand

---

EXPLICATION DE LA FIGURE 34

Exposition des vaisseaux et des nerfs. — *La pointe mastoïdienne, le sterno et le lambeau cutané sont rabattus en arrière; le ventre postérieur du digastrique est sectionné. On voit la partie haute de la carotide primitive, la carotide externe avec quelques collatérales, la carotide interne, la jugulaire interne avec des affluents thyro linguo-faciaux, le pneumogastrique, l'hypoglosse, la branche postérieure du spinal, le glosso-pharyngien. En dessous de la mastoïde, saille le tubercule latéral de l'atlas.*

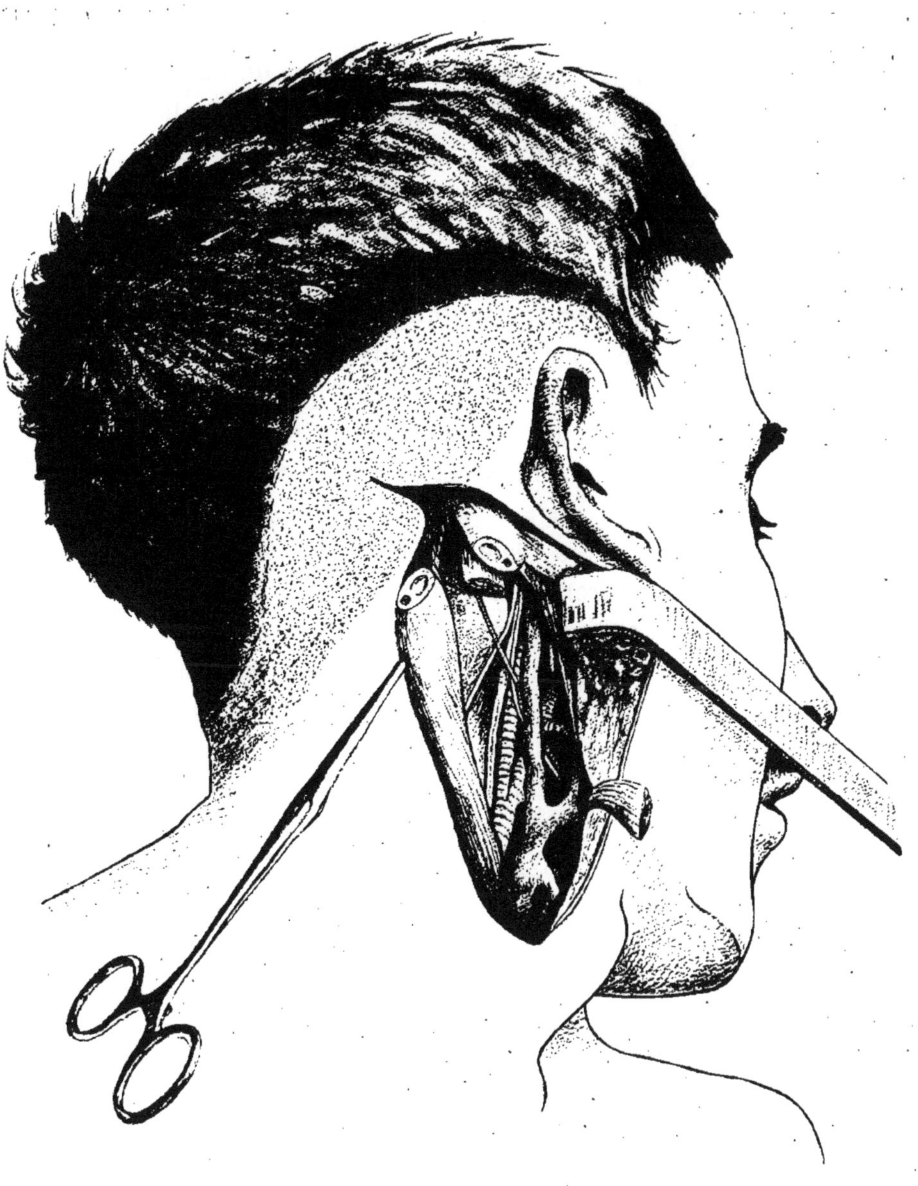

Fig. 34. — Exposition des vaisseaux et des nerfs.

hypoglosse. Un peu plus haut, en écartant l'une de l'autre les deux carotides, on voit dans la profondeur le glosso-pharyngien descendant obliquement.

La dénudation des vaisseaux peut être poussée très haut. Le doigt poursuit la jugulaire et la carotide internes jusqu'à la base du crâne (fig. 34).

5° **Traitement des lésions vasculaires.** — Chacun des gros vaisseaux de la région, pris en particulier, supporte bien la ligature. Mais les observations ont montré que la mort suit très fréquemment la ligature triple du carrefour carotidien, c'est-à-dire de la carotide primitive et de ses deux branches de division.

Qu'il s'agisse donc d'une plaie ou d'un anévrisme, il faut s'efforcer de ne pas obturer les trois troncs à la fois; la suture vasculaire a ici une de ses plus précises indications.

Les plaies de la jugulaire interne sont justiciables de la ligature; grâce à l'exposition large, il est possible d'aller placer le fil très haut. Quand le vaisseau est atteint à sa sortie du crâne, l'hémostase ne peut toutefois être réalisée par la voie cervicale; on est obligé d'aller, selon le conseil de Lannois et Patel, comprimer le sinus latéral en ouvrant la mastoïde.

6° **Reconstitution anatomique.** — Deux points au catgut réunissent le digastrique sectionné.

Quant à la mastoïde, il suffit de remettre en place la pointe détachée et de la maintenir par quelques points prenant le périoste et les tissus fibreux sus-jacents.

Suivant le cas, on referme ou on laisse plus ou moins ouvertes l'aponévrose superficielle et la peau.

VARIANTES OPÉRATOIRES

Il nous est arrivé d'appliquer avec quelques variantes le procédé décrit ci-dessus. Dans un cas où la région était infiltrée de sang et d'abord difficile, mais où les lésions n'étaient pas très haut placées, nous avons pu exposer largement les vaisseaux et les nerfs par *simple section du ventre postérieur du digastrique*, sans abattre la pointe de la mastoïde.

La section portant uniquement sur le digastrique convient aux lésions qui exigent une large vue opératoire, mais qui ne siègent pas très haut au-dessus de la bifurcation carotidienne. Le résultat obtenu est alors très suffisant. Mais il faut être sûr d'avance que la portion supérieure des vaisseaux est restée indemne ; et en cas de doute, mieux vaut détacher d'emblée la pointe mastoïdienne.

TABLE DES MATIÈRES

Pages.

80528. — Paris, Imprimerie LAHURE, 9, rue de Fleurus.

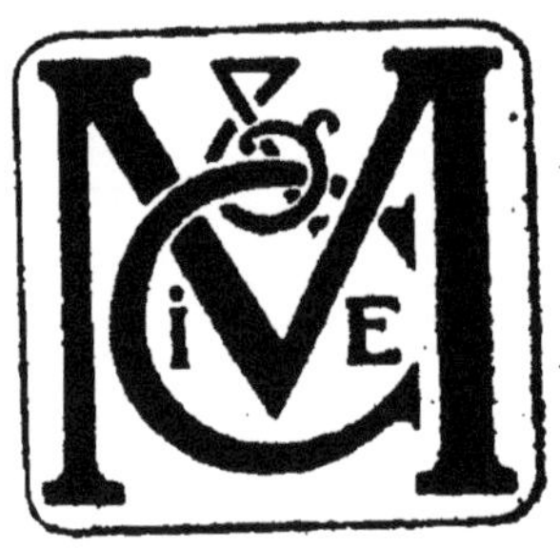

www.ingramcontent.com/pod-product-compliance
Ingram Content Group UK Ltd.
Pitfield, Milton Keynes, MK11 3LW, UK
UKHW022111190726
13855UKWH00002B/785